U0307745

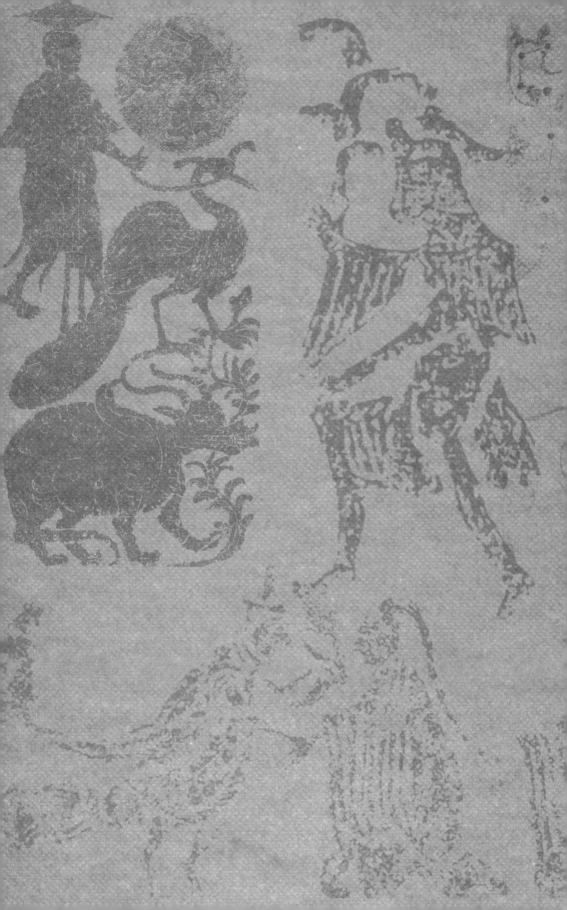

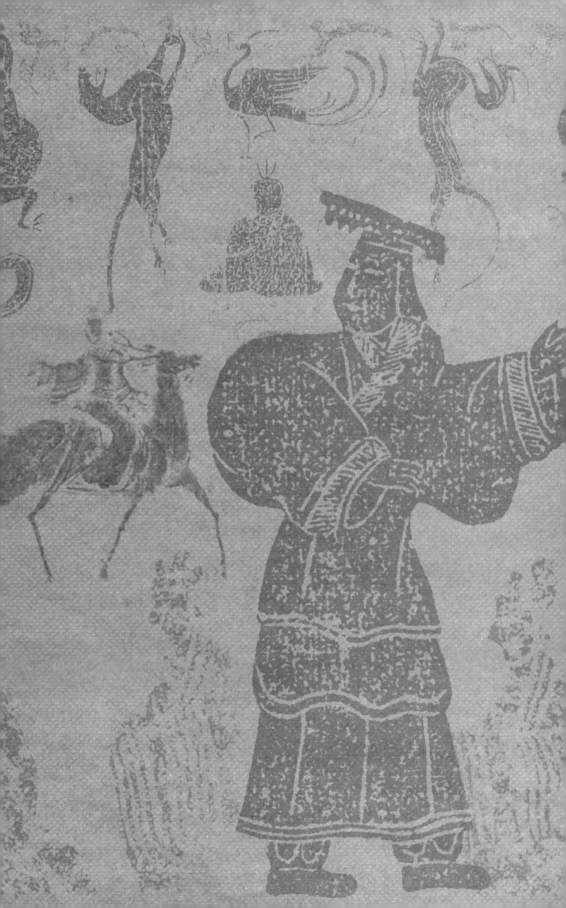

中国古医籍整理丛书

医理折衷目科

清·寰宇赘人　著

和中浚　校注

中国中医药出版社

·北　京·

图书在版编目（CIP）数据

医理折衷目科／（清）寰宇赘人著；和中浚校注 . —北京：中国中医药出版社，2016.11
（中国古医籍整理丛书）
ISBN 978 - 7 - 5132 - 3504 - 4

Ⅰ.①医…　Ⅱ.①寰…②和…　Ⅲ.①眼科学 - 中国 - 清代
Ⅳ.①R276. 7

中国版本图书馆 CIP 数据核字（2016）第 154803 号

中国中医药出版社出版
北京市朝阳区北三环东路 28 号易亨大厦 16 层
邮政编码　100013
传真　010 64405750
保定市中画美凯印刷有限公司印刷
各地新华书店经销
＊
开本 710×1000　1/16　印张 6　字数 36 千字
2016 年 11 月第 1 版　2016 年 11 月第 1 次印刷
书　号　ISBN 978 - 7 - 5132 - 3504 - 4
＊
定价　18. 00 元
网址　www. cptcm. com

国家中医药管理局
中医药古籍保护与利用能力建设项目
组织工作委员会

主 任 委 员 王国强

副 主 任 委 员 王志勇　李大宁

执 行 主 任 委 员 曹洪欣　苏钢强　王国辰　欧阳兵

执行副主任委员 李　昱　武　东　李秀明　张成博

委　　　　员

各省市项目组分管领导和主要专家

（山东省）武继彪　欧阳兵　张成博　贾青顺

（江苏省）吴勉华　周仲瑛　段金廒　胡　烈

（上海市）张怀琼　季　光　严世芸　段逸山

（福建省）阮诗玮　陈立典　李灿东　纪立金

（浙江省）徐伟伟　范永升　柴可群　盛增秀

（陕西省）黄立勋　呼　燕　魏少阳　苏荣彪

（河南省）夏祖昌　刘文第　韩新峰　许敬生

（辽宁省）杨关林　康廷国　石　岩　李德新

（四川省）杨殿兴　梁繁荣　余曙光　张　毅

各项目组负责人

王振国（山东省）　王旭东（江苏省）　张如青（上海市）

李灿东（福建省）　陈勇毅（浙江省）　焦振廉（陕西省）

蔡永敏（河南省）　鞠宝兆（辽宁省）　和中浚（四川省）

项目专家组

顾　问　马继兴　张灿玾　李经纬

组　长　余瀛鳌

成　员　李致忠　钱超尘　段逸山　严世芸　鲁兆麟

　　　　　郑金生　林端宜　欧阳兵　高文柱　柳长华

　　　　　王振国　王旭东　崔　蒙　严季澜　黄龙祥

　　　　　陈勇毅　张志清

项目办公室（组织工作委员会办公室）

主　任　王振国　王思成

副主任　王振宇　刘群峰　陈榕虎　杨振宁　朱毓梅

　　　　　刘更生　华中健

成　员　陈丽娜　邱　岳　王　庆　王　鹏　王春燕

　　　　　郭瑞华　宋咏梅　周　扬　范　磊　张永泰

　　　　　罗海鹰　王　爽　王　捷　贺晓路　熊智波

秘　书　张丰聪

前　言

　　中医药古籍是传承中华优秀文化的重要载体，也是中医学传承数千年的知识宝库，凝聚着中华民族特有的精神价值、思维方法、生命理论和医疗经验，不仅对于传承中医学术具有重要的历史价值，更是现代中医药科技创新和学术进步的源头和根基。保护和利用好中医药古籍，是弘扬中国优秀传统文化、传承中医学术的必由之路，事关中医药事业发展全局。

　　1949年以来，在政府的大力支持和推动下，开展了系统的中医药古籍整理研究。1958年，国务院科学规划委员会古籍整理出版规划小组在北京成立，负责指导全国的古籍整理出版工作。1982年，国务院古籍整理出版规划小组召开全国古籍整理出版规划会议，制定了《古籍整理出版规划（1982—1990）》，卫生部先后下达了两批200余种中医古籍整理任务，掀起了中医古籍整理研究的新高潮，对中医文化与学术的弘扬、传承和发展，发挥了极其重要的作用，产生了不可估量的深远影响。

　　2007年《国务院办公厅关于进一步加强古籍保护工作的意见》明确提出进一步加强古籍整理、出版和研究利用，以及

"保护为主、抢救第一、合理利用、加强管理"的方针。2009年《国务院关于扶持和促进中医药事业发展的若干意见》指出，要"开展中医药古籍普查登记，建立综合信息数据库和珍贵古籍名录，加强整理、出版、研究和利用"。《中医药创新发展规划纲要（2006—2020）》强调继承与创新并重，推动中医药传承与创新发展。

2003~2010年，国家财政多次立项支持中国中医科学院开展针对性中医药古籍抢救保护工作，在中国中医科学院图书馆设立全国唯一的行业古籍保护中心，影印抢救濒危珍本、孤本中医古籍1640余种；整理发布《中国中医古籍总目》；遴选351种孤本收入《中医古籍孤本大全》影印出版；开展了海外中医古籍目录调研和孤本回归工作，收集了11个国家和2个地区137个图书馆的240余种书目，基本摸清流失海外的中医古籍现状，确定国内失传的中医药古籍共有220种，复制出版海外所藏中医药古籍133种。2010年，国家财政部、国家中医药管理局设立"中医药古籍保护与利用能力建设项目"，资助整理400余种中医药古籍，并着眼于加强中医药古籍保护和研究机构建设，培养中医古籍整理研究的后备人才，全面提高中医药古籍保护与利用能力。

在此，国家中医药管理局成立了中医药古籍保护和利用专家组和项目办公室，专家组负责项目指导、咨询、质量把关，项目办公室负责实施过程的统筹协调。专家组成员对古籍整理研究具有丰富的经验，有的专家从事古籍整理研究长达70余年，深知中医药古籍整理研究的重要性、艰巨性与复杂性，履行职责认真务实。专家组从书目确定、版本选择、点校、注释等各方面，为项目实施提供了强有力的专业指导。老一辈专家的学术水平和智慧，是项目成功的重要保证。项目承担单位山东中医药大学、南京中医药大学、上海中医药大学、福建中医药大学、浙江省中医药研究院、陕西省中医药研究院、河南省中医药研究院、辽宁中医药大学、成都中医药大学及所在省市中医药管理部门精心组织，充分发挥区域间互补协作的优势，并得到承担项目出版工作的中国中医药出版社大力配合，全面推进中医药古籍保护与利用网络体系的构建和人才队伍建设，使一批有志于中医学术传承与古籍整理工作的人才凝聚在一起，研究队伍日益壮大，研究水平不断提高。

本着"抢救、保护、发掘、利用"的理念，该项目重点选择近60年未曾出版的重要古医籍，综合考虑所选古籍的保护价值、学术价值和实用价值。400余种中医药古籍涵盖了医经、基础理论、诊法、伤寒金匮、温病、本草、方书、内科、外科、女科、儿科、伤科、眼科、咽喉口齿、针灸推拿、养生、医案医话医论、医史、临证综合等门类，跨越唐、宋、金元、明以迄清末。全部古籍均按照项目办公室组织完成的行业标准《中医古籍整理规范》及《中医药古籍整理细则》进行整理校注，绝大多数中医药古籍是第一次校注出版，一批孤本、稿本、抄本更是首次整理面世。对一些重要学术问题的研究成果，则集中收录于各书的"校注说明"或"校注后记"中。

"既出书又出人"是本项目追求的目标。近年来，中医药古籍整理工作形势严峻，老一辈逐渐退出，新一代普遍存在整理研究古籍的经验不足、专业思想不坚定等问题，使中医古籍整理面临人才流失严重、青黄不接的局面。通过本项目实施，搭建平台，完善机制，培养队伍，提升能力，经过近5年的建设，锻炼了一批优秀人才，老中青三代齐聚一堂，有效地稳定了研究队伍，为中医药古籍整理工作的开展和中医文化与学术的传承提供必备的知识和人才储备。

本项目的实施与《中国古医籍整理丛书》的出版，对于加强中医药古籍文献研究队伍建设、建立古籍研究平台，提高古籍整理水平均具有积极的推动作用，对弘扬我国优秀传统文化，推进中医药继承创新，进一步发挥中医药服务民众的养生保健与防病治病作用将产生深远影响。

第九届、第十届全国人大常委会副委员长许嘉璐先生，国家卫生计生委副主任、国家中医药管理局局长、中华中医药学会会长王国强先生，我国著名医史文献专家、中国中医科学院马继兴先生在百忙之中为丛书作序，我们深表敬意和感谢。

由于参与校注整理工作的人员较多，水平不一，诸多方面尚未臻完善，希望专家、读者不吝赐教。

国家中医药管理局中医药古籍保护与利用能力建设项目办公室
二〇一四年十二月

许序

"中医"之名立，迄今不逾百年，所以冠以"中"字者，以别于"洋"与"西"也。慎思之，明辨之，斯名之出，无奈耳，或亦时人不甘泯没而特标其犹在之举也。

前此，祖传医术（今世方称为"学"）绵延数千载，救民无数；华夏屡遭时疫，皆仰之以度困厄。中华民族之未如印第安遭染殖民者所携疾病而族灭者，中医之功也。

医兴则国兴，国强则医强。百年运衰，岂但国土肢解，五千年文明亦不得全，非遭泯灭，即蒙冤扭曲。西方医学以其捷便速效，始则为传教之利器，继则以"科学"之冕畅行于中华。中医虽为内外所夹击，斥之为蒙昧，为伪医，然四亿同胞衣食不保，得获西医之益者甚寡，中医犹为人民之所赖。虽然，中国医学日益陵替，乃不可免，势使之然也。呜呼！覆巢之下安有完卵？

嗣后，国家新生，中医旋即得以重振，与西医并举，探寻结合之路。今也，中华诸多文化，自民俗、礼仪、工艺、戏曲、历史、文学，以至伦理、信仰，皆渐复起，中国医学之兴乃属必然。

迄今中医犹为国家医疗系统之辅，城市尤甚。何哉？盖一则西医赖声、光、电技术而于20世纪发展极速，中医则难见其进。二则国人惊羡西医之"立竿见影"，遂以为其事事胜于中医。然西医已自觉将入绝境：其若干医法正负效应相若，甚或负远逾于正；研究医理者，渐知人乃一整体，心、身非如中世纪所认定为二对立物，且人体亦非宇宙之中心，仅为其一小单位，与宇宙万象万物息息相关。认识至此，其已向中国医学之理念"靠拢"矣，虽彼未必知中国医学何如也。唯其不知中国医理何如，纯由其实践而有所悟，益以证中国之认识人体不为伪，亦不为玄虚。然国人知此趋向者，几人？

国医欲再现宋明清高峰，成国中主流医学，则一须继承，一须创新。继承则必深研原典，激清汰浊，复吸纳西医及我藏、蒙、维、回、苗、彝诸民族医术之精华；创新之道，在于今之科技，既用其器，亦参照其道，反思己之医理，审问之，笃行之，深化之，普及之，于普及中认知人体及环境古今之异，以建成当代国医理论。欲达于斯境，或需百年欤？予恐西医既已醒悟，若加力吸收中医精粹，促中医西医深度结合，形成21世纪之新医学，届时"制高点"将在何方？国人于此转折之机，能不忧虑而奋力乎？

予所谓深研之原典，非指一二习见之书、千古权威之作；就医界整体言之，所传所承自应为医籍之全部。盖后世名医所著，乃其秉诸前人所述，总结终生行医用药经验所得，自当已成今世、后世之要籍。

盛世修典，信然。盖典籍得修，方可言传言承。虽前此50余载已启医籍整理、出版之役，惜旋即中辍。阅20载再兴整理、出版之潮，世所罕见之要籍千余部陆续问世，洋洋大观。

今复有"中医药古籍保护与利用能力建设"之工程，集九省市专家，历经五载，董理出版自唐迄清医籍，都400余种，凡中医之基础医理、伤寒、温病及各科诊治、医案医话、推拿本草，俱涵盖之。

噫！璐既知此，能不胜其悦乎？汇集刻印医籍，自古有之，然孰与今世之盛且精也！自今而后，中国医家及患者，得览斯典，当于前人益敬而畏之矣。中华民族之屡经灾难而益蕃，乃至未来之永续，端赖之也，自今以往岂可不后出转精乎？典籍既蜂出矣，余则有望于来者。

谨序。

第九届、十届全国人大常委会副委员长

许嘉璐

二〇一四年冬

王 序

中医学是中华民族在长期生产生活实践中，在与疾病作斗争中逐步形成并不断丰富发展的医学科学，是中国古代科学的瑰宝，为中华民族的繁衍昌盛作出了巨大贡献，对世界文明进步产生了积极影响。时至今日，中医学作为我国医学的特色和重要医药卫生资源，与西医学相互补充、相互促进、协调发展，共同担负着维护和促进人民健康的任务，已成为我国医药卫生事业的重要特征和显著优势。

中医药古籍在存世的中华古籍中占有相当重要的比重，不仅是中医学术传承数千年最为重要的知识载体，也是中医为中华民族繁衍昌盛发挥重要作用的历史见证。中医药典籍不仅承载着中医的学术经验，而且蕴含着中华民族优秀的思想文化，凝聚着中华民族的聪明智慧，是祖先留给我们的宝贵物质财富和精神财富。加强对中医药古籍的保护与利用，既是中医学发展的需要，也是传承中华文化的迫切要求，更是历史赋予我们的责任。

2010 年，国家中医药管理局启动了中医药古籍保护与利用能力建设项目。这既是传承中医药的重要工程，也是弘扬优秀民族文化的重要举措，不仅能够全面推进中医药的有效继承和创新发展，为维护人民健康做出贡献，也能够彰显中华民族的璀璨文化，为实现中华民族伟大复兴的中国梦作出贡献。

相信这项工作一定能造福当今，嘉惠后世，福泽绵长。

国家卫生和计划生育委员会副主任

国家中医药管理局局长

中华中医药学会会长

王国施

二〇一四年十二月

王
序

二

马 序

新中国成立以来，党和国家高度重视中医药事业发展，重视古籍的保护、整理和研究工作。自 1958 年始，国务院先后成立了三届古籍整理出版规划小组，分别由齐燕铭、李一氓、匡亚明担任组长，主持制订了《整理和出版古籍十年规划（1962—1972)》《古籍整理出版规划（1982—1990)》《中国古籍整理出版十年规划和"八五"计划（1991—2000)》等，而第三次规划中医药古籍整理即纳入其中。1982 年 9 月，卫生部下发《1982—1990 年中医古籍整理出版规划》，1983 年 1 月，中医古籍整理出版办公室正式成立，保证了中医古籍整理出版规划的实施。2002 年 2 月，《国家古籍整理出版"十五"（2001—2005）重点规划》经新闻出版署和全国古籍整理出版规划领导小组批准，颁布实施。其后，又陆续制定了国家古籍整理出版"十一五"和"十二五"重点规划。国家财政多次立项支持中国中医科学院开展针对性中医药古籍抢救保护工作，文化部在中国中医科学院图书馆专门设立全国唯一的行业古籍保护中心，国家先后投入中医药古籍保护专项经费超过 3000 万元，影印抢救濒危珍、善、孤本中医古籍1640余种，开展了海外中医古籍目录调研和孤本回归工作。2010年，国家财政部、国家中医药管理局安排国家公共卫生专项资金，设立了"中医药古籍保护与利用能力建设项目"，这是继1982～1986年第一批、第二批重要中医药古籍整理之后的又一次大规模古籍整理工程，重点整理新中国成立后未曾出版的重要古籍，目标是形成并普及规范的通行本、传世本。

为保证项目的顺利实施，项目组特别成立了专家组，承担咨询和技术指导，以及古籍出版之前的审定工作。专家组中的许多成员虽逾古稀之年，但老骥伏枥，孜孜不倦，不仅对项目进行宏观指导和质量把关，更重要的是通过古籍整理，以老带新，言传身教，培养一批中医药古籍整理研究的后备人才，促进了中医药古籍保护和研究机构建设，全面提升了我国中医药古籍保护与利用能力。

作为项目组顾问之一，我深感中医药古籍保护、抢救与整理工作的重要性和紧迫性，也深知传承中医药古籍整理经验任重而道远。令人欣慰的是，在项目实施过程中，我看到了老中青三代的紧密衔接，看到了大家的坚持和努力，看到了年轻一代的成长。相信中医药古籍整理工作的将来会越来越好，中医药学的发展会越来越好。

欣喜之余，以是为序。

中国中医科学院研究员

马继兴

二〇一四年十二月

校注说明

  《医理折衷目科》作者佚名，扉页及自序中作者均题为寰宇赘人，寰宇赘人应是作者笔名或是别号，当是一位本怀壮志的失意文人。作者生活于清代乾隆嘉庆年间，因病学医之后为人治病，潜心医学达 30 余年。

  《医理折衷目科》成书于清嘉庆二十一年（1816）。原书《医理折衷》本应是一部涉及多门学科的全书或丛书。但因故"尚未终篇"，或完成后未能刊刻，如书中语及"辨五脏虚实脉息，其详已载第三卷……恐全集一时不能呈诸公鉴"，因而目前仅有其眼科部分的内容得以保存和流传，故据实际内容及序首的书名确定其书名为《医理折衷目科》。本书眼科理论、辩证方法、病症、方剂、药物、医案齐备，特别是眼科方剂内容最为丰富，按外障、内障和心、肝、肾、肺、脾病载 170 首方，其中包括自订方 33 首。

  《中国中医古籍总目》载本书有游艺堂和来鹿堂两个版本，前者藏于河南中医药大学图书馆，后者藏于上海中医药大学图书馆，经多次实地考察，此书游艺堂版本未见。本次整理以上海中医药大学图书馆藏清嘉庆二十一年（1816）来鹿堂孤本为底本，书中不少内容与《一草亭目科全书》和《异授眼科》有关，故选《一草亭目科全书》和《异授眼科》的《中国医学大成》重刊订正本为他校本。

  本次整理校勘，主要采用本校，参用他校，谨慎使用理校。校注方法主要有：

  1. 采用现代标点方法，对原书进行标点。

2. 原书繁体字竖排改为简体字横排。

3. 原书中一般笔画之误，如"水"与"冰"不分等，予以径改，不出校。

4. 原书中的异体字、古今字、俗写字，如"煆"与"煅"，"眥"与"眦"等，以规范字律齐，不出注。

5. 原书中的通假字保留原字，首见处出注说明。

6. 原书中的药物名称均径改为规范药名，不出注。

7. 原书中的小字夹注用小字另体。

8. 原书中大字小字每混用，现据整理细则调整，如方药中药物后的炮制、用量等大字，统一改为小字另体。

9. 原书中的误文，有本校或他校资料可据者，据本校或他校资料改，无本校或他校资料可据者，出注存疑。

10. 原书中漫漶不清、难以辨认的文字，先核相关资料，无据可补者以虚阙号"□"按所脱字数补入。

11. 原书中字词疑难或生疏者，予以简注。

12. 原书中"右"作为方位词"上"义者，统一改为"上"。原文字提行端标有"一"者，一律删去。

13. 原书目录在自序前，且与正文出入较大，今予以重编，置于自序后。

14. 书末附"方剂拼音索引"。

自　序

夫人之五官百骸，一至有病，皆使人难堪，而目为尤甚，其望医治之愈亦甚，然医之不得其法，往往增剧。余年逾冠①，滥竽乡荐②，染病多年，延医无效，不得已而学医，医明而后病痊，又兼治他人，用功三十余年，自觉有得于心。乃知凡病莫不根于五脏，轻之在六腑，医之不外望闻问切。余从军伊犁，荷戈之余，尚有暇日，手著《医理折衷》一书，尚未终篇，已及目病一策。时友人董海楠官绥定，适逢见之，谓他书未免太繁，而此按图以求，即知目之五轮分属五脏，分脏著明各病，因病之虚实各分□其补泻温凉之药，或方由自拟，或仍用陈方，知医与不知医者，一见了然，因疾择用，均不能出其范围。劝先付诸枣梨③，此真爱人之心也，因自为序。

大清嘉庆二十一年岁在丙子中秋月寰宇赘人自序

---

① 逾冠：年过二十。冠，古时男子二十岁行冠礼，以示成年。

② 乡荐：科举时代经过乡试取得举人资格，始有资格被推荐参加会试，因称乡试中式为"领乡荐"，即"中举"。

③ 枣梨：古代刻书多用梨、枣木，后用以代指刊印书籍。

目　录

五轮分属五脏之图

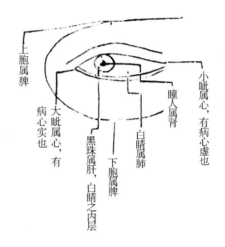

上胞属脾
病心实也
大眦属心，有
黑珠属肝，白睛之内层
下胞属脾
白睛属肺
瞳人属肾
小眦属心，有病心虚也

　　大小眦，系血精，为血轮，属心火。大眦赤，心实；小眦赤，心虚。上下胞，肉之精，为肉轮，属脾土。黑珠，筋之精，为风轮，属肝木。属阴，黑珠痛多夜甚。瞳人①，骨之精，为水轮，属肾水。白睛，气之精，为气轮，属肺金。属阳，白珠痛多昼甚。

　　心属火，心主血，故曰血轮；肝属木，主筋主风，故曰风轮；肾属水，主骨，故曰水轮；肺属金，主气，故曰气轮；脾属土，主肌肉，故曰肉轮。

　　两眦色赤，故属心火；黑珠色青，故属肝；白睛色白，故属肺；瞳人色黑，故属肾；上下眼胞包全目，如土

―――――――――――――――――――――

　　① 瞳人：瞳仁，即瞳孔。

之贯四时，故属脾土。

心、肝、肾、肺、脾，此五脏主里，属阴；小肠、胆、膀胱、大肠、胃，此外腑也，属阳。

心与小肠为表里，肝与胆为表里，肾与膀胱为表里，肺与大肠为表里，脾与胃为表里。

目为五官之最要者。人只知其属肝经，不知肝乃开窍于目，如眼泪乃肝之液也云尔。夫目之有疾，不分五脏以治之，必不获效，抑或增病。兹以五脏虚实药品各为分注，以便检用。大概内障属虚，外障属实。虚则补之，亦补其母；实则泻之，亦泻其子。有两脏病者，兼用两经药。察其目之外形，又凭其脉息。愚①视治目疾，百发百中，无有治不痊者，操是券②也。又或补其子，子能令母实，如子荣母亦荣也。

补五脏药品

补本脏居多，亦有补其母者，间有补其子者。

心虚

当归　生地　远志去骨　枣仁炒　茯神　丹参　龟板炙龙眼肉　麦冬去心　川芎　砂仁安心　藿香　蕤仁　柏子仁去油

---

① 愚：自称的谦辞。
② 券：古代的契据，引申为作者治疗眼疾的辨证治疗方法。

肝虚

柴胡　木贼肝血　天麻　秦艽　川芎　青蒿　当归
夏枯草　薏苡　肉桂　南星　半夏　乌梅去穰肉　醋　蕤
仁养血　山茱萸　菟丝补母　覆盆子　杜仲炒黑，补母

肾虚

熟地　枸杞　黄柏　知母　杜仲炒　山茱萸　山药
肉苁蓉　鹿茸酥　石斛温　巴戟　桑葚　磁石　菊花温
楮实　女贞子　龟板　续断　胡桃　菟丝子　蕤仁益水生光
肉桂　天冬　益智仁　母丁香　破故纸即补骨脂

肺虚

麦冬　天冬　五味子　百合　黄芪　薏苡　陈皮　白
豆蔻　白及　生姜　乌药　半夏　菊花　良姜　胡椒温
款冬花　蕤仁　白茯苓　山药　枸杞补子

脾虚

白术　良姜　陈皮　生姜　山药炒　芡实　莲子　吴
茱萸　藿香　大枣　人参　厚朴　谷芽　麦芽　山楂　白
豆蔻　砂仁　附子温　木香　枸杞味甘　诸糖　白扁豆

泻五脏药品

泻本脏，亦有因脏泻及腑者，亦有泻其子者。

心实

生地　连翘　犀角　黄连　木通　通草　猪苓　赤茯

苓　灯草　滑石　泽泻小肠　车前　大黄小肠　青黛　竹叶
甘草梢　菊花　山栀　苦参　黄芩　苏叶　胡黄连

引心经药独活、细辛。

肝实

柴胡　荆芥　薄荷　羌活　独活　防风　蝉蜕　秦艽
黄芩酒炒　白芍　胆草　青皮　槐实止泪　桃仁破肝血　肉
桂克木　红花　丹皮　川芎　赤芍　青蒿　菊花　射干
青黛　谷精草　刺蒺藜　决明子似马蹄　豨莶草泻肾经之风
夏枯草　夜明砂　石决明　地骨皮　胡黄连　蔓荆子　蕤
仁　归尾　前胡　猬胆点痘后风眼

引肝经药①柴胡行上、青皮行下。

肾实

泽泻　黄柏　知母　丹皮　木通　猪苓　青黛火　地
骨皮　元参　滑石　生地　苦茗　胆草　石膏　白茯苓
甘草梢

引肾经药独活、盐、酒。

肺实

黄芩　桔梗　杏仁　栀子生用　石膏　葶苈　丹皮肺□
血盛　桑白皮　露　苏叶　升麻　射干肺痰　槐花　前胡
麻黄　白蒺藜　桃仁　枇杷叶　枳实　大黄　芒硝　木通

---

① 药：原脱，据文例补。

槟榔　石决明　椿樗肺痰　枳壳　急流水　当归尾治白睛红

黄连心肺，同在上焦　金银花　陈皮　胡黄连

引肺经药白芷、升麻行上、石膏行下。

脾实

枳实　大黄　芒硝　黄芩　枳壳　防风发脾中伏火，能
于土中泻木　山楂　神曲炒　麦芽炒　厚朴　栀子泻胃　石
膏泻胃　莱菔子生升熟降　葶苈子　陈皮　西瓜　五倍子洗
目去肿　干葛泻胃　郁李仁入脾气分，治胆悸不眠　蚕沙治脉弦

引脾经药升麻、酒炒白芍。

辨五脏虚实脉息[1]

辨五脏虚实脉息，其详已载第三卷，即此五脏各辨略，
亦分载于五脏各病之首。兹合编于目病者，恐全集一时不能
呈诸公鉴，而目科一策，已先付之枣梨，无此未免有阙义焉。

辨心经虚实脉息

心与小肠脉在左手寸部。

心经无病，脉本洪大而浮。心属火，似火上炎，光远照。
如人心虚，心脉必微弱而不洪大，少[2]带迟而尚浮，宜补心。
如心有实火，较无病之洪大而又过之，又浮而数是也，宜泻
之。心脉本浮，如又略加浮，其病在小肠经，宜利小水。

---

[1]　辨五脏虚实脉息：原阙，据目录补。
[2]　少：稍微。

辨肝经虚实脉息

肝与胆脉在左手关部。

肝属木，木性喜条达，脉溢于指外，条达畅茂，此木得春气，即弦长之谓也，是肝经无病。如肝脉短而柔弱，止在指下动而散漫，不弦不长，宜补之。肝以泻为补，顺其条达之性也。肝恶风，病宜避风。如肝经脉内动而过于散漫，而又带浮，肝实也，宜泻之。肝以敛为泻，去其过散之枝叶也。

辨肾经虚实脉息

肾与膀胱脉在左手尺部。

肾属水，其色黑，旺于冬，水性沉而不浮，中实而不空，似坎卦之中爻。如脉沉细而实而滑，平脉也。如重按之，沉实而不滑，而在若有若无之间，水似绝流，此肾虚也。如半轻半重，按之脉即现，又略带浮，或一息五至，是又微微带数，肾之相火妄动也，非肾经之实，泻膀胱可也。肾经有补毋泻，男子肾经多不足，泻其腑而已。

辨肺经虚实脉息

肺与大肠脉在右手寸部。

肺旺于秋，属金，金质坚而无余气，脉宜短涩而毛，动在一指之下，毫无旁溢，平而无病也。如肺脉之动，不似脾脉之和缓，乃过于迟缓，或一息三至二至，必系肺经虚寒，法当补之，补本经，大补脾经。脾乃肺之母。如肺脉动得急数，溢于指外，不安金位，肺实也，宜表里兼泻。

泻肺泻大肠。

辨脾经虚实脉息

脾与胃脉在右手关部，属土。

脾居中州，动而不息，以消磨胃中之食，主令四时。其脉息不过急不过缓，缓而和平，无病之脉也。如脾脉微弱，按之动得太缓，而若有若无，一息一至二至，是脾虚也，宜大补。如脾脉按之动得过急，不见洪大，数而带浮，是胃中积滞不消，宜用药泻之。亦有脾虚不能化食者，当以脉辨之。

五行生克

火生土，土生金，金生水，水生木，木生火。火克金，金克木，木克土，土克水，水克火。

脉理生我者吉，克我者凶。如心经病，得肝木脉则吉，得肾水脉则凶。我生者泄气，吉凶相半，我克者生死各推。参看卷三五脏脉，详论自明。

相目病之虚实冷热轻重

因气感者，当朦昧而色浊也；因血感者，多羞涩而色淡也。色盛连珠带赤，饮酒发也；红鲜睛光恍惚，好色发也。痛极者，热而带虚也；痒极者，热而加风也。痛痒，风热两感者，重也。此初发大略。

大眦赤，红肉堆起者，心经实热近鼻处；小眦赤，红丝血胀者，心经虚热近耳处。

胬肉攀睛，心热也。一云肝热。血贯瞳人，心经热也。

赤筋贯瞳人也。

早晨昏花，头风注目也。乌睛红白翳障者，肝病也。赤而痛者，肝经实热。痛而流泪，肝热也。遇风作痒，肝风邪也。转睛斗睛①，风热深也。雀目者，昼则明，将夜不见，湿痰及肝经热也。

迎风出泪，坐起生花者，肾虚也。目有黑花，如飞蝉蝇，肾虚也。目昏不痛，日出暴泪者，肾阴虚，心阳亦虚也。热病，目不明，热不已者，此肾水将绝，不能照物也②《针经》。青盲者，瞳子黑白分明，值物不见也③。此内障，属虚。眵泪如浓，赤肿而昏，肾虚心虚也。

白眼红筋翳膜者，肺经热也。赤脉贯精，泪出如倾，肺宜泻也。眵多结硬，肺实也；眵稀不结，肺虚也。

上下眼胞肿如桃者，脾经热也。拳毛倒睫，脾风也。羞明怕日，脾实也；视物不真，脾虚也。肺与脾相搏，风热有余，睑皮宽解也。痰与气相搏，寒湿尤多也。言拳毛倒睫。目粉青而昏，脾经风湿也。沙涩流泪者，脾家热也。目中昏暗，胃④脑损也。

目卒然泪出如倾，陡然翳膜花者，以钱合在上胞居中，用灯草火灸钱孔一壮，将钱埋在灶前地下，即愈。

---

① 斗睛：亦名"通睛"，双眼珠向内偏斜。
② 热病……不能照物也：语本《灵枢·热病》。
③ 值物不见也：《诸病源候论》卷二十八作"直不见物耳"。
④ 胃：通"谓"。《马王堆汉墓帛书·老子甲本·道经》："两者同出，异名同胃。"

目不疼不痛，翳膜渐渐遮睛，冷也；目疼痛，翳膜渐渐遮睛，热也。眼内翳膜带白色，冷也；眼膜带红色，热也。眼泪多者，虚热也；眼泪少者，实热也。障翳贼翳，对视不见，必须斜眇①也；干睛缩睛，目力难辨，必须借日也。翳之坚浮厚薄，不过迟速，皆可去也；色之红蓝绿紫，不过传变，皆是火也。

目病千态万状，但睛珠无损，瞳人不失，皆可治也；若珠塌睛悬，泪枯瞳涸，旋螺纹点，黑白混杂，皆破坏之疾②，不可治也。

用药法

大热则发，大寒则凝，故禁用冰片，少用黄连。外点之药宜消熔敛光，内服者先宜发散破气。初发者降火消风，久病者荡翳发光。若骤补骤泻，皆能损目。景岳曰：目无外感，宜降不宜升，用清火药如芩、连、栀、柏③。

点眼法

世人皆以药点大眦，然此法但可治胬肉，余不能除。不若揭起上弦睑，以药点入，紧闭良久，令药周围散漫，无处不到。至于磨翳，必傍翳点药，方得翳去。

---

① 眇（miǎo 秒）：偏盲，也泛指眼视力丧失。
② 疾：原作"法"，据《异授眼科·看眼法》改。
③ 景岳曰……芩连栀柏：语本《景岳全书》卷三十。

服药法

人皆知服药食后，然一经运动，药行四散，亦难取效。不若卧服，令两目精神潜伏，药性上升，必走空窍，故于两目皆应。按病虽见于外，实根于内，药服于胃，与饮食同归，其分行脏腑者，全恃引经药，空心服之，易于分行。

宜禁忌

如饮食起居，房劳人事，既有目疾，皆能损目。如酒助火，色丧神，蒜昏目，怒伤睛，辛辣性热而动火，发物腥膻而动气，人知戒矣。又有因触衣香而丧明，醉饮烧酒而昏目，至于当风向火、冒暑迎寒，皆致病之因。又有刀针磨刮、熏炙出血等件不忌，为害不浅。又尘沙播扬，烟火熏蒸，目疾未愈者尤当远避。如日月光辉，红艳紫色，目力弱者不可久视。恶香恶臭，不惟有触发之患，且有损明之虞，均宜切忌。《闲览》① 云：目疾切忌洗浴，令人目盲。

外障各病

外障多是有余，不可妄用补剂，恐□亦为害。

暴发时眼　疼痛难开　时眼传染　羞明怕日　白睛生疮

---

① 闲览：即《遁斋闲览》，笔记类，宋人范正敏（一作陈正敏）撰，原书佚，宋人曾慥《类说》卷四十七载其文若干条，有下文所引语。

粟沙隐涩　　胞睑肿烂　　拳毛倒睫　　胬肉扳[①]睛　　赤筋贯瞳

翳膜遮睛　　垂廉翳障_{头风}　　冲风出泪　　漏睛脓出　　伤寒流毒

乌珠下陷　　乌珠突出　　偷针时发　　胞内生胶　　风牵喎斜

雀目凝睛　　撞破生翳　　血灌瞳人　　飞尘伤目　　时发有根

睑硬肿胀　　瞳神胀痛　　时发瘅涩[②]　　大眦赤涩　　时发时散翳

里急外弛　　跌扑损伤　　冰轮翳　　　梅花翳　　　旋螺翳

浮翳　　　　实翳　　　　干翳　　　　湿翳　　　　钉头翳

白翳　　　　红翳　　　　青翳　　　　黄翳　　　　黑翳

小眦赤涩_{此属心虚，宜归内障。}

外障大抵属实，乃风凝热积血滞，法当除风散热活血。病在两胞，或在白睛，或在黑珠，或在大眦，择何脏泻药治之，不可妄补，内外兼治。

金液汤　除风散热，治一切外障。如六七剂不效，服至三四十日必效。

前胡　防风　白芍　柴胡_{一钱}　桔梗　独活　黄芩

① 扳：通"攀"。《楚辞·哀时命》："往者不可扳援兮，俫者不可与期。"洪兴祖补注："扳，与'攀'同，引也。"

② 瘅（dān 单）涩：灼热而干涩。瘅，热。《素问·脉要精微论》："瘅成（盛）为消中。"

薄荷八分　荆芥穗　蔓荆子各七分　知母五分

如风寒重者，加羌活、川芎、白芷；泪多，加细辛、菊花；肿胀，加葶苈子；痛甚，加黄柏；红甚，加连翘、桑白皮、丹皮、红花（按：宜加归尾）；翳膜，加木贼、白蒺藜，再宜加蝉蜕；翳障努肉，加石决明；昏蒙，加密蒙花、白菊花；大眦红，加炒栀，又宜加灯草、竹叶、木通、赤茯苓；小眦红，加炒枣仁、远志肉、麦冬、白菊、生地、熟地；内热甚，加大黄。按：昼痛甚加黄芩、桑白皮，夜痛甚加夏枯草、谷精草。一方有羌活、甘草、川芎，无独活。此汤亦治胎风眼。

揭障丹　治一切目疾之总司。

牡荆子①一名黄荆子，一斤，水洗后用童便浸三日，早晚更换童便，又用水洗三四次，炒研，每用一两为君　归尾　川芎　生地　白芍　荆芥　龙胆草　薄荷　谷精草各钱半　白芷二钱升麻　柴胡　草决明　木贼各一钱

共为末。目中泪多，加柴胡、白菊；红丝多者，加栀仁；红丝侵黑珠，加桑白皮；两目作胀，加蔓荆子；眼皮作痒，加蒺藜；血灌瞳人，加石膏、大黄；眼内针刺，乃血热也，加大黄、栀仁；上眼皮盖下眼皮如睡者，此脾倦，加白术；两珠大而突起如怒像，曰鼓睛，加防风、刺蒺藜、车前子；上下眼胞合不能开，将手分开，泪如米泔，乃风热攻于

---

① 牡荆子：原作"壮京子"，据文义改。

肝肺，加胆草、白芍、柴胡、防风、羌活、桑皮；鸡宿眼，乃肝不纳血，加夜明沙、石决明，蒸羊肝食或猪肝；视人长大，一人似二人者，名为轮不分明，加青葙子；单黑珠红，名热血相侵，加茜草、栀仁、赤芍；单白睛红，名余血伤肺，加百合、黄连、栀仁；目内青翳忽起，乃水盛火衰，名曰乌睛突起，肝不纳水之故，加木贼、花椒、柴胡、赤芍；目有太阳穴疼痛，名雷头风方见头风门；虾眼蟹眼，老膜突出者，加石燕、千里光；瞳人侧身①，加柴胡、升麻；内障重者，加石燕醋煅淬三钱。前药二三钱，竹叶汤下，日三次。以手招瞳人，端正不动，谓之水火未济，加山上转土蜈蚣名推车郎。瓦上焙干，为末二钱；青光瞎，三轮有病源也，加赤芍、元参，此证初可治，久则难治。

清肺汤自订　治白睛红甚，怕日光火光，泪多疼痒，黑珠有翳。先服此泻肺火，白睛不红，再服后方退翳。

牛蒡子　金银花　防风　薄荷各一钱　桑白皮　杏仁枯芩各钱半　生栀子　桔梗钱二分　升麻　甘草五分　麻黄四分　灯草三分　青皮八分　白菊二钱　茯苓钱二分

白睛属阳，痛则昼甚；黑珠属阴，痛则夜甚。白睛痛属肺，黑珠痛属肝。

清肺泻肝汤自订　治目痛如鸡啄，不可俯视，黑珠翳满，视物止见一二分，病有四五旬，兼白眼红甚，此肝肺

---

①　侧身：瞳仁本为圆形，如因病瞳仁歪斜则偏斜。

二经火也。此方最效，亦治旋螺。

羌活　独活　防风　薄荷　白蒺藜　当归尾　柴胡
木贼　草决明　荆芥各一钱　黄芩钱二分　蝉蜕七个　川芎
八分　菊花二钱　甘草　蔓荆六分

如痘后生翳，加望月砂即兔屎。

祛风清肺汤自订　治目肿或不红肿，羞明怕日，白眼红甚，此肝肺火也。

羌活　独活　防风　柴胡　桔梗　荆芥钱半　黄芩
白菊二钱　炒栀　川芎　薄荷　草决明　白菊钱二分　甘草
胆草八分　蔓荆子炒，一钱

养血祛风汤自订　治目涩难开，因风流泪，两眼角痒，此血虚有风也。泪为肝液，肝热出泪。

生地　当归二钱　熟地　川芎　白芍炒　黄芩　鳖甲
炙，一钱　柴胡钱二分

泪多，加槐实、白菊花各一钱。

养血明目汤自订　治孕妇眼痛难开。

生地二钱　全归　蕤仁　白菊钱半　熟地　桔梗　密蒙
花　荆芥　防风　柴胡□□　川芎　白芍八分　甘草六分
细辛三分　草决明钱二分

消风养血汤　治阳证目赤肿痛。

荆芥　防风　当归　白芍酒炒　石决明　蔓荆子一钱
菊花二钱　决明子钱半　白芷八分　麻黄　红花酒炒，五分
川芎　甘草六分　桃仁十粒

补肝散《局方》 治阴证肝虚目痛，冷泪不止，羞明怕日，夜间痛甚，点寒苦之药益剧。

夏枯草性纯阳，能胜阴，五钱 香附一两，气行散肝

或加甘草。

洗肝散 治暴作赤肿，目痛难开，隐涩眵泪。

薄荷 羌活 防风 当归 川芎 栀子 大黄 炙草

一方无栀子，有白芷。无里证，除栀子、大黄。

治暴发火眼疼痛，多眵多泪自订

生地四钱 归尾、黄芩二钱 赤芍 元参 羌活 荆芥
菊花 防风钱半 柴胡 桑皮一钱 甘草五分 灯草三分

夜痛甚，加夏枯草钱半，煎汤，先熏后服。

治目昏多眵多泪方，白菊花、黑羊肝胆，蒸食。

又方：密蒙花，蒸羊肝食，猪肝次之。

拨云退翳丸 治风热障翳。

当归 川芎 羌活 荆芥 木贼 地骨皮 刺蒺藜
密蒙花 白菊一两 薄荷 枳实 炙草 川椒 天花粉
蔓荆子五钱 黄连 蝉蜕三钱

还童散 治目昏翳遮。

羌活 刺蒺藜 密蒙 木贼 石决明

为末，清茶每服三钱。

三黄散 治婴儿目红肿流泪，乃乳毒之故。

黄柏 黄芩 黄连

煎服。亦治热泪倾出，沙涩睛痛，怕日羞明，胞肿。

治月内婴儿白眼红，一啼眼内出血自订。

小生地钱半　茯苓　黄芩　桑白　杏仁　白菊花　竹叶一钱　丹皮　滑石　羌活　独活　荆芥八分　蔓荆子　柴胡七分　灯草三分

煎服。

眼白浑黑，见物依旧，毛发直如铁条，虽能饮食，不语如醉，名曰血溃。用五灵脂为末，酒调服，每次二钱。[批]血虚。

治目不疼痛，不红不肿，忽侵晨①起，凡视人物，一视为两，遮一目贴，视为一物自订。

五味子　金银花　女贞子　郁李仁一钱　生地三钱　麦冬二钱　肉苁蓉　白芍钱半　胡黄连　甘草五分　炒栀四分

二剂后加姜炒黄连，三剂后平视一物仍是一物，侧视尚是二物，多服数剂复原。[批]□□□□。

治目中见物见一若两，或为三四，见正反斜，斜者反正，服药无效，此胸膈有伏痰。酒煮常山五钱，人参芦三钱，甘草一钱，生姜五片，煎服吐痰。

济生羊肝丸即报恩丸　治肝经有热，目赤睛痛，及内障青盲。

黄连一两　羯羊②肝一具，去筋膜

生捣为丸。《本事方》用熟肝。忌猪肉、冷水、雄鸡。

---

①　侵晨：拂晓。

②　羯羊：被阉割后的公羊。

二百味花草膏赵谦　治赤泪痛痒，昼夜不能视。

羖羊胆，入蜂蜜于胆中，候干研为膏，含少许，点目亦妙。以蜜入胆，纸笼之，悬檐下，霜出扫取，点眼更妙。盖羊食百草，蜂采百花也。

八宝丹　治赤眼。

当归　防风　川连各一两　朴硝二两　郁李仁去皮，四十九粒　杏仁去皮尖，二十粒　白矾五钱　铜青二钱

绢包，滚水泡，再隔水炖。熏洗，一日五次。

治火眼赤痛，老王瓜一条，上开小孔，去穰，满入朴硝，待硝透出，刮下点眼，甚效。

又方：猪胆一枚，入枯矾细末一钱，阴干，点眼。

又方：荆芥　菊花　胆草　川连　胆矾　铜绿　白矾

煎汤熏洗。

又方：栀仁五个　明矾五分

蒸汤洗。

又：生大黄三钱　胆草二分

浸水，湿黄纸，贴眼胞。

又：童便湿纸，贴①目。

又：冬青叶、火硝少许，捶，敷眼胞。

治赤目肿痛及障翳昏暗，青鱼胆，腊月收取阴干，点目。

治赤目障翳，黄连、海螵蛸即乌贼骨等分，为末，入青

---

① 贴：原作"则"，据文义改。

鱼胆，频频点眼。

又方：黄连，井水熬汁成膏，加大青鱼胆汁，加片脑少许，点眼。

又：乌贼骨末和蜜，点眼。

又一子丹葛仙翁方

大诃子蜜磨，点眼。［批］一子丹。

此君①丹 治翳。

淡竹壳，布拭去毛，煅存性，每药一钱加麝三五厘，为末，点翳上。

救苦丹 治目盲，白翳遮睛。

公猪胆汁，银器熬成膏，冷，加冰片末二三厘，点眼。以胆皮、猪衣、猪膜晒干，烧灰点翳，甚者亦去。

治一切障翳，青鱼胆、鲤鱼胆、青羊胆、牛胆二钱五分，麝少许，石决明一两，为末，糊为小丸，茶下十丸。

青鱼眼睛汁，注目能夜视②。

治云翳昏花，炉甘石，童便制九次，用三钱，铜绿三钱，麝香五厘，黄丹飞净一分，海螵蛸火煅一钱，硼砂二分，青盐五分，片脑五厘，研末无声，点眼。一方无铜绿、青盐、片脑，有辰砂、乳香、没药，用白蜜加倍熬化，滤净，和药成膏，点眼，治一切目疾。

---

① 此君：竹的代称，出《晋书》卷八十王羲之列传·王徽之，不可一日无此君。

② 青鱼……注目能夜视："注"字上原衍"治"，据《本草纲目》卷四十四"青鱼"条删。

玉华丹 治目外障，红肿羞涩，昏蒙翳膜。

炉甘石_{白而轻，如羊脑者，二两}　川连_{一两，水浸，隔汤煮汁}

童便一杯，和黄连汁，将甘石置倾银罐内，火煅成碧色，淬连汁内七次，加朱砂三钱，研细末，此丹头。珍珠钱许，置豆腐内蒸一二时，研细末。丹头一钱，珠末二分，冰片三分，点眼，仍内服药。

大明膏 药列后方。治翳膜攀睛，烂弦赤肿，努肉，血贯瞳人，迎风冷泪，羞明怕日，视物昏花，疼痛不止。一切目病，用此点目，不可动刀针。

童便五碗，同后方药三十六味煎熟外用。炉甘石一斤，倾银罐内煅红，淬入药水中十余次，研烂，去粗淬，将药盛磁^①器内，隔汤炖干，成饼晒干，研千余下，每一两入焰硝八钱，_{不如用老王瓜朴硝透出之霜，其性和平，见上火眼。}水飞黄丹五钱，又研无声，收之点目。如努肉云翳，昏蒙烂弦，入冰片少许。

千金不易万明膏_{孙真人方}

黄连_{泻心火}　当归_{活血明目}　羌活_{治扳睛而发散}　防风_{去风}甘菊花_{治目泪、内障风②}　白蒺藜_{治隐涩难开，去翳去风}　荆芥_{治血注瞳人}　赤芍_{养血止痛}　龙胆草_{泻肝火，亦去翳}　大黄_{破瘀通肠，酒炒上达，生用下行}　黄柏_{降火滋阴}　桑白皮_{泻肺火}　白芷_治

---

① 磁：通"瓷"。《五杂俎·物部》："今俗语窑器谓之磁器者，盖河南磁州窑最多，故相沿名之。"

② 治目泪内障风：《万病回春》卷五作"治内障风，明目"六字。

头痛风热　黄芩除湿热，枯者泻肺火　连翘除心火，消肿，泻诸经热　车前明目退翳　木贼退膜，治拳毛倒睫　天麻治羞明怕日。各一两　栀子去目膜，消热　独活治眼黑花　生地活血清血生血　川芎治①障风头痛　藁本去湿，治目疮　薄荷去邪清风消毒　细辛去风明目，亦起倒睫　柴胡发散平肝，治诸目疾　蔓荆子治烂弦赤红，一切目疾，引药上行　苍术平胃，去风湿　枳壳消滞气，理肠胃　朴硝降火开郁破瘀　元参滋肾，亦泻肾火　苦参去大肠风　木通泻小肠邪火　甘草止痛，解药毒，和众药，以上已有大明膏三十四味等分，止无麻黄、红花　白附子治迎风冷泪　熟地养血滋肾　石菖蒲开心窍而明目　赤石脂理胃，亦止痛　远志肉明目退昏补心　桔梗下气，亦理肺经　胡黄连降火去热　石膏去风热，清胃火　杏仁通肠润肺　百部去肺火　黄芪益气理肺　青藤去热　大枫子去诸风。各五钱　槟榔杀虫，治烂弦　石决明泻肝火，去肺风。各七钱　楮实子治扳睛，又补肾　蝉蜕除风去翳　青葙子即草决明②，治青盲障翳　枸杞子去风明目补肾　密蒙花退翳除昏　知母滋肾明目　防己治风邪，去热　白芍生血退热而理肝经　决明子似马蹄，除肝热目痛，收泪　天冬止血，补肺虚　麦冬去翳，除心肺之热　贝母理肺消痰　茯苓和中，养心血，亦化痰　青盐滋肾明目，去眵翳，凉血　五味子滋肾补虚，生津明目，收肺耗散　葶苈子通肺经，消肿痛　旋覆花治膀胱之水，亦除风　艾叶去风　槐花消肿毒而去热破瘀　夜明砂即蝙蝠矢，去目昏花，治雀目　牛蒡子一名鼠粘子、大

---

① 治：原脱，据《万病回春》卷五补。
② 即草决明：此说有误，青葙子与草决明为二物。

力子，消肿润肺解热　谷精花退翳明目，亦治雀目　蕤仁消风散热，蓄水生光，入心肝脾三经，三经皆血脏，血得其养则目疾平。各一两。治目赤肿痛、眦烂泪出。去油、去心膜

本方共药七十二味，拟照前大明膏加：

红花散血，去目中红丝，七钱　麻黄清肺，发散风寒，五钱
大明膏亦包在内矣。

再加：

夏枯草补肝血，缓肝火，治目夜痛，性纯阳　蚕沙治烂弦风。各一两　青鱼胆入肝经，点目消赤肿，十枚［批］如无青鱼胆，加覆盆子，或□或草皆可　青羊肝治肝风青盲，明目，青羖羊良，合川椒食杀人。一具

以上七十八味，用童便一桶加水煎汁，澄清，另盛磁盆，入炉甘石止血消肿，收湿除烂，退目赤，去障翳三斤，浸三日，将甘石入混元球内煅红，淬药汁内，又煅又淬，如此十余次，药汁尽为度，候冷，取甘石入阳城罐①内封固，打火，每罐打三炷香，升盏轻清者合后药，可治瞖目，坠底者可治一切目疾。

如不入罐打火，将甘石研细水飞，分清浊两用。如甘石十两，加：

琥珀五钱，去障生光，煅过，亦可生用，研细　珍珠八钱，生者伤睛，用人乳拌一宿，豆腐内煮多时，去膜生光，此与琥珀用混元

---

① 阳城罐：山西阳城县特产，常用于炼制矿物药的陶罐，因其耐高温，不易炸裂而为炼丹家和本草学家所喜爱。

球内煅过　冰片三钱，即龙脑香，通窍散火　硼砂三两，治努肉目翳，铜器上飞过，或烧干不制　海螵蛸六钱，即乌贼鱼骨，和血，祛寒湿，宜黄连、黄柏、黄芩汤煮，此生用　胆矾二两，瓦上煅过用。一法红枣去核，入矾在内，火上烧半生半熟用。入血分，伐肝去翳，即曾青　白翠一名翠白，即磁霜，好白磁器煅红，淬童便内多次，成腻粉为止。一法用醋淬九次，为末。去目老翳，性猛不可轻用。白丁香次之　鹰粪三钱，用竹叶上焙过，研末。治努肉扳睛熊胆三钱，以尘洒水面，取一粟置水上。能劈尘去垢，包真散血，除翳膜眵胀，治目病妙品。用缸瓦煅存性　枯矾五钱，白矾煅过。去风障，干烂弦，杀虫，止血定痛。畏麻黄，恶牡蛎　木贼一两，焙为细末　轻粉三钱，住痛杀虫，煅过用，乃水银加盐矾炼成　辰砂色带紫黑，若朱砂。正瞳神，清肝。水飞过，生用无毒，火炼有毒，杀人。忌血，畏咸水。一说辰砂即朱砂　皮硝三钱，煎炼在底者曰朴硝，在上有芒者曰芒硝，破瘀血

此乃全料，随疾点眼。按：此十四味不必全入，照后病随加。

眼病日久，有宿沙翳者，加海螵蛸、曾青即胆矾、珍珠、珊瑚去障尘，共为细末；斑疮抱住黑珠者，加朱砂、白丁香末白丁香即麻雀屎，用水淘，浮水上白者，黑者不用，甘草水浸，去努肉扳睛；血灌瞳人，加硼砂、胆矾、琥珀、朴硝少许；云翳遮睛，加白翠、海螵蛸、珊瑚、珍珠；有红青筋者，加轻粉、枯矾；内障加胆矾、熊胆、珊瑚、珍珠、辰砂少许熊胆箸炙，研细，用槿树梗捣汁收入；努肉攀睛，加鹰粪、硇砂少许硇砂出西番，白净明亮者佳，用枫树皮捣汁收制，研末，能烂肉，不宜

轻用；多年云翳至厚者，全料点之；迎风冷泪，眼昏花者，加冰片少许；拳毛倒睫，加珍珠、冰片、琥珀；烂弦风，加硼砂、珍珠，再用铜绿<small>即铜青，用铜上刮下者良，假者为害。去障正瞳神，除风。一两</small>，用天茄汁和艾薰，渣洗之。拟加蚕沙，瓦焙及雄黄少许，再宜加覆盆子，或叶或草，皆妙。

八笺保睛方① 《遵生八笺》千金保睛方内有琥珀。

人参<small>补气血</small> 山药<small>补脾肺，益肾强阴。炒</small> 薏苡仁<small>除湿健脾，理肺。炒</small> 扁豆<small>调脾暖胃，降浊升清。炒</small> 枣仁<small>炒。补心，补肝胆</small> 山茱萸<small>治肾虚</small> 陈皮<small>理气燥湿，随补泻药升降</small> 菟丝<small>滋肾</small> 苍耳子<small>能攻风湿</small> 巴戟<small>固本补虚</small> 泽泻<small>泻肾经邪火</small> 威灵仙<small>祛风除湿</small> 肉苁蓉<small>补肾忌铁</small> 砂仁<small>养胃，消食破滞</small> 冬青子<small>即女贞子，明耳目，益肝肾</small> 柏叶<small>治一切血症及风湿，亦补血</small> 石斛<small>补虚暖肾，平胃□□□</small> 细茶<small>清头目</small> 款冬花<small>消痰理肺虚，明目虚实□用</small> 香附<small>舒气，醋制消积，姜制化痰，酒炒行经，麸炒补肾，童便炒入血补虚。各味七钱</small>

此二十一味，拟加于千金不易万明方内，连前七十八味，合九十九味煎汁，以炉甘石三斤煅，淬汁，尽收之，点眼。如不煎汁，用甘石四两煅，淬童便内七次，合万明保睛百味，共药八十五两零，计五斤五两，炼蜜五斤为丸，每丸一钱五分重，或用辰砂为衣，名曰百效丸，治目百病。<small>覆盆子治目暗不见物，冷泪浸淫及青盲等病，其□□赤眼烂弦，□其草，皆能明目，治目妙品，亦加入百效丸内。</small>去障翳，米泔水下；血虚

---

① 八笺保睛方：原阙，据目录补。

昏暗，一切目疾，俱薄荷汤下；睛暗青盲，当归汤下；气胀赤肿，木香汤下；小儿痘疮入眼，谷精草汤下。

愚拟此百效丸，凡目病每日服一丸，又以一丸滚水泡之，熏洗并点目，尤妙。亦治男女百病，除孕妇忌服外，均白汤送。

附载：大明膏、万明膏，如用以点眼，有翳加硼砂、海螵蛸、石蟹煅，淬醋五次；目肿，用五倍子性收涩汤洗后点之；夜痛甚，加夏枯草汁；目赤，加羊胆、青鱼胆、蚕沙、秦皮、枯矾。秦皮退翳，麻子①能起拳毛，菜子能起倒睫，胬肉用硼砂。视何病，以上引药煎汤调膏点之。如用百效丸，以引药煎汤泡丸，澄清点之。如服百效丸，即以引药汤下之。

仙传点眼方

羊脑炉甘石②八两，打成小块，以磁盆盛之，童便浸四十九日，取起甘石，另以新童便煮一炷香久，尝咸酸味，不必再煮，不可煮老，滤干，研为细末，用砂锅或铜锅盛之，用炭炙一炷香久，甘石渐如松花色，既转白色，匀分四分。亳州王振吾传。一分用姜汁煮三次，候干，研细无声，名虎液膏，磁瓶收之，毋令泄气；一分用荆芥穗、细辛、薄荷各一两煮浓汁，以汁煮甘石三次，研细，名凤

---

① 麻子：即苘麻子，又名白麻。《本草纲目》卷十五："主眼翳淤肉，起倒睫拳毛。"

② 羊脑炉甘石：炉甘石之一种。《本草纲目》卷九："炉甘石，所在坑冶处皆有……太原、泽州、阳城、高平、灵丘、融县及云南者为胜，金银之苗也，其块大小不一，状似羊脑，松如石脂。"

鸽膏；一分用晚蚕沙三升炒为灰，滚水淋灰汁，以汁煮甘石三次，名青龙膏；一分用童便煮三次，候干研末，名羊脑玉。均用铜锅煮，各收之。

如迎风冷泪、怕日羞明、昏花等证，用虎液六分，凤鸽、羊脑各二分，冰片一分二厘，和匀调点；如胬肉扳睛、赤白翳膜、烂弦等证，用虎液二分，青龙四分五厘，羊脑四分，冰片一分，和匀调点；如时行火眼，用虎液七分，羊脑三分，朱砂五厘水飞，调用。如年久云翳遮睛，不能行路，但见人影，有①白衣人行，有血根扳睛，可治者，用青龙六分，羊脑四分，点至翳间，再用虎液二分，羊脑二分，凤鸽三分，冰片一分，珍珠煅研五厘，琥珀不制五厘，研末和点。

仙传紫金膏 治一切目疾，年久不见，亦复明②。每日点五七九次，初点七日，停三五日，又点七日，用灯草撍③其翳膜，三七日效。

黄丹五两，研细，水飞，候干，用厚棉纸在锅内炒熟取起，地上候冷，如此九次，去尽铅气，又研 熊胆三钱多，五钱效速，撒尘水面，以粟许滴水上，其尘分者真 石燕一雌一雄 石蟹不拘一个两个，与石燕研末水飞。一法煅红醋淬。去眼眵，消肿 黄连二两 诃子十二个，敛肺降火 冬白蜜八两

将连、诃用井水三碗煎至半，以燕、蟹和药汁，同蜜

---

① 有：《异授眼科·加减方》作"如"。
② 亦复明：《一草亭目科全书·外障治法》作"竟能还明"。
③ 撍（zhǎn 盏）：擦拭。

银锅慢火煎，五六沸后入丹再煎，用柳条或桃槐不住手顺搅，如沸起，将锅放水盆内，待药有丝为度，入熊胆，再旋百余旋。勿令妇人、生人、鸡犬见之。

春雪膏 治赤眼羞明，沙涩痛痒。

冰片五分　蕤仁四两，去心膜油净　炉甘石用黄连、黄柏、栀子煎浓汁，将石煅红，淬汁七次，每用一两

先研蕤仁，次冰片，又入石，收之，点目。

洗眼神方 一老人用此，瞽目复明。

每次用皮硝六分，煎汤，照期洗目：

正月初七日　二月初一日　三月初二日　四月初七日

五月初五日　六月初四日　七月初三日　八月初二日

九月十二日　十月二十日　十一月初四　十二月初二

又洗眼方：皮硝、黄连、黄柏、薄荷、红枣，煎汤，洗。

又方：以自己小便铅碗盛，洗。刘禹锡治患眼，蕤仁去皮，黄连末，共入去核大枣内①，用银锅煎水，洗眼。

治飞丝芒尘入目方，用陈墨磨浓，点之。亦治诸物入目。

又方：石菖蒲捣烂，左目塞右鼻，右目塞左鼻。

天丝入目②，鳝鱼血点目，以灯草卷出。

又：口含盐一粒，其丝自出。

---

① 共入去核大枣内：《一草亭目科全书·外障治法》作"枣二枚，开头少许，去核，以药填满，仍将枣头合上"19字。

② 天丝入目：即"天丝打眼"。《审视瑶函》卷六："此症谓风扬游丝，偶然撞入目中而病痛也，即今人呼为天丝打眼。"又，"天"字漫漶，据目录补。

沙尘小虫入目　雄鸡冠血滴目，即安。_{鸡食虫沙也。}

又：尘物入目，食盐冲水，洗。

麦稻芒屑入目，大麦煮汁，洗。

竹木刺入眼内，用白颈蚯蚓掐断，即血滴入眼，刺即出。

损睛破目方，黑珠破者亦效，用牛口中涎，日点二次。避风，忌食辛热。

被物损坏其瞳，瞳神不破，服退血散①_{如②韭汁和童便，即妙。又服：}

蕤仁丸

蕤仁_{六两，去皮油}　石决明_煅　黄连_{各一两}　元精石_{煅，二两}

共为末，黑羊肝一具，去筋膜，切片，焙干为末，共糊为丸，茶送。[批] 抱心丸。

清凉膏　治跌扑伤眼肿胀。

生大黄_{二钱}　芙蓉叶_{三钱}　芒硝　黄柏　黄连_{酒炒}　赤芍　当归_{一钱}　细辛_{五分}　薄荷_{八分}

共为末，用生地一两酒浸捣汁，入鸡子一枚，白蜜五钱，和捣，贴太阳及眼胞。

又：用牛目涎点入目中，内服金液汤_{方见前}。加丹皮、红花、归尾。

---

①　退血散：本书未载其方。按：《证治准绳·类方》有退血散。
②　如：当作"加"。

赵卿医案·目中见小镜①

一少年，目中尝见一小镜子，诸医不效。赵卿视之，期少年来朝，以鱼鲙奉候。明日少年往，延入，且令从容，俟客退方接。俄设几，只一瓯芥醋，无他味，公未出陪，少年候久饥甚，且闻醋香，不觉陆续啜之，乃胸中豁然，眼花不见，因竭瓯啜之。公方突入，少年惭谢，公曰：君因食鲙太多，非②芥醋不快，又有鱼鳞在胸中，所以眼花，适所备芥醋，欲君因饥以啜之，鱼鲙诈权也。按：醋能软鱼鳞，多饮则化。

视物倒置·吕复案③

一人因大醉大吐，熟睡至次晨兴，目中视物皆倒置，左关脉浮促。吕复明时四川人用④藜芦、瓜蒂平旦吐之，视物如常。盖伤酒吐时上焦反复，致倒其胆腑，故视物皆倒，法当复吐，以正其胆。

眼痛见鬼·徐嗣伯案⑤

一眼痛⑥，见鬼物。徐嗣伯曰：邪气入肝也。用死人枕煎汤，服之而痊。盖邪气入肝，眼痛见鬼，须邪物以钩之，气因枕散。

---

① 赵卿医案…小镜：原阙，据目录补。
② 非：原脱，据《北梦琐言》卷十补。
③ 视物倒置…案：原阙，据目录补。
④ 用：此上原衍"复"字，据文义删。
⑤ 眼痛…徐嗣伯案：原阙，据目录补。
⑥ 一眼痛：据《南史·徐嗣伯传》其人名沈僧翼，事迹未详，则"一"当作"一人"。

目张不瞑·钱乙案①

一乳妇，因大恐目张不瞑。钱乙令煮郁李仁酒饮之，使醉则愈。盖目内连肝胆，恐则气结，胆衡不下。惟郁李去结，随酒入胆，结去胆下，则目能瞑矣。名一醉饮。［批］一醉饮。

视物反常案②

一人视正物若斜，斜者反正。明医令饮至醉，坐轿中高下倾侧，久之令卧，酒醒视物如常。盖前因醉中闪倒，肝一叶搭于肺上，故视正若斜。复令醉饮，则肺胀，倾侧之际，肝亦随下，视如常矣。

病目生翳·李时珍案③

一士病目生翳。李时珍以羌活胜湿汤加减本方羌活、独活二钱，川芎、藁本、防风、甘草一钱，蔓荆六分，佐以磁朱丸而愈方见后。盖磁石入肾，镇养真阴，使神水不外移；朱砂入心，镇养心血，使邪火不上侵；佐以神曲，消化滞气，温养脾胃生发之气。［批］羌活胜湿汤。

《临证指南》叶天士四案④

鲍氏，秋风化燥，上焦受邪，目赤珠痛⑤。

---

① 目张…钱乙案：原阙，据目录补。
② 视物反常案：原阙，据目录补。
③ 病目…李时珍案：原阙，据目录补。
④ 临证…叶天士四案：原阙，据目录补。
⑤ 目赤珠痛：此后原有"《临证指南》叶天士四案"9字，因与标题重复，故删。

连翘　薄荷　黄芩　山栀　桑白皮　夏枯草　青菊叶
苦丁茶

某，头面风肿，目起星，是气中热。

丹皮　望月沙　连翘　山栀　羚羊角　夏枯草　薄荷
梗　谷精草　生香附　生地

王妪，年高，目暗已久，血络空虚，气热乘其空隙，攻触脉络，液尽而痛，当夜而甚，乃热气由阴而上。想外科用温散攻坚，因此而痛，虚症可知。

羚羊角　连翘心　夏枯草　青菊叶　当归　桂枝
丹皮

某，右目多泪眦胀①，心嘈杂。阳明空虚胃气，肝阳上扰使然。宜调补肝胃②。

内障各病

瞳神阔大　瞳神焦小　绿水灌瞳　蝇影飞越　抱轮红

瞳神返③背　瞳神缺陷　瞳神破损　瞳神空散　亡血过多昏暗

坐起生花　青盲翳障　冷泪时出　黑雾蔽空　能远视不能近视

眩晕转睛　乌风时发　不能久视　妇人胎风　能近视

---

① 胀：原作"眼"，据《临证指南医案》卷八改。

② 宜调补肝胃：此下《临证指南医案》卷八用嫩黄芪三钱，当归一钱半，白芍一钱半，茯神三钱，煨姜一钱，南枣一枚。

③ 返：同"反"。

不能远视

倒经血出　小儿痘翳　小儿疳①伤　小眦赤痛②拟加

内障大抵属虚，病在瞳神，不红不肿，多是无迹。瞳神属肾，又通胆腑，所谓乙癸同源。盖右肾属阳水，左肾属阴水，命门少火，一阳陷于二阴之间，以成坎象，水火和平，百骸通畅。然脾土非少火不生，肝木非肾水不养，脾气足自生

肺金，肝气足自培心火，则肾为五脏之源，所谓先天真气生身立命者此也，盖无形之水火即先天真阴真阳也。其病或平日心悸、怔忡，兼小眦赤烂，心虚之内障也；或平日阳痿，或多梦遗，或瞳人有病，此肾虚之内障也；或外无形，不耐久视，内胀难堪，或青盲不见，此亦内障也。凡治内障，宜补不宜泻。内障者血少神劳，多肾虚，法当养血补阴，如六味丸、五宝丹、磁朱丹可择用。内障少用点药，恐伤气血，宜补肾养血安神。

天王补心丹　治心虚内障。

人参　五味子　当归　丹参　柏子仁去油　麦冬去心

天冬　枣仁炒　元参　茯神　桔梗　远志肉五钱　黄连炒，

二两　生地四两　石菖蒲一两

一方无菖蒲，一方无五味，一方有甘草，《集解方》③

---

① 疳：原作"肝"，据《一草亭目科全书·内障》改。
② 小眦赤痛：《一草亭目科全书·内障》无此条，因此下注"拟加"
③ 集解方：指《医方集解》，天王补心丹见该书卷一。

无黄连。为小丸，朱砂为衣，卧时灯心竹叶汤下三十丸。

归脾汤 治心虚健忘，内障，小眦赤烂。

人参　白术　茯神　黄芪炙　龙眼肉　当归身　远志去心　枣仁炒，各一钱　炙草　木香五分　姜枣引

心主血，肝藏血，脾统血，思虑伤则血不归经。此方气血和畅，补肝实脾，血散于外者，悉归中州而听太阴所摄。

治目能近视，不能远视，有水无火也。此阳虚。

定志丸　[批] 定志丸，火旺，光能及远。

远志肉　人参　石菖蒲　茯苓

为丸，朱砂为衣。

按：目之视也，能近不能远。目能远视者，血盛也，血中有火，故盛，非血有余也。不能远视者，气虚也，气虚则阴火有余，故血盛，宜以**四君子汤**为主。[批] 四君子汤。

人参　白术　茯苓二钱　炙草一钱。此四君子汤。

加丹皮、甘菊、黄芪、谷精草、生地、大枣、决明子，服之必效。

治目能远视，不能近视。能远视者火盛也，不能近视者水亏也。火属心，水属肾，此阴虚。[批] 六味丸。

六味丸

熟地八两　山茱萸　山药炒。各四两　丹皮　白茯苓泽泻各三两

加牡蛎三两，不加亦可。长服桑叶妙。一年见效，勿

间断。

八味丸① 治肾虚内障，加肉桂、附子各一两，即八味丸。［批］八味丸。

磁朱丸 治神水宽大②，目中时见黑花及内障等证。

磁石能吸针者，火煅酒淬七次，二两　辰砂水飞，一两　神曲末三两

研匀，又神曲一两，水和为饼，煮浮为度，拌前药，蜜为小丸。

还少丹 治肾虚内障，温养命门，诸虚百损。

熟地　枸杞　肉苁蓉各四两　山药炒　茯苓乳拌蒸晒　牛膝酒浸　山茱萸蒸晒　杜仲姜炒　五味　远志肉甘草水泡　小茴香盐炒　巴戟酒浸　楮实各二两　石菖蒲一两

一方无五味。均炒。去楮实，即丹溪③滋阴大补丸［批］滋阴大补丸。枣肉为丸，盐汤下，加蜜或用蜜丸亦可［批］熟地为丸。本方茯苓换茯神，加续断，即打老儿丸。昔一妇百岁余，发黑面华，打白首老儿不服此丸。

治青盲内障，天冬、白芍、白术一钱，熟地钱二分，炙草、白芷五分，川芎六分，防风、白菊、生地八分，当归一钱。本方有牛膝，改用白芷，加菊花。

羊肝丸 治内障，一聚一散如云掩者，乃五脏余毒，

---

① 八味丸："八"原作"六"，据文义改。
② 宽大：《原机启微》卷下此下有"渐消"二字。
③ 丹溪："丹"原作"月"，据《医方集解》卷一改。

风热上攻，有进有退。

黄连三两　当归　蕤仁各一两　羊肝一具去筋膜，或生或熟

蜜为丸。济生羊肝丸只有黄连见前治外障。

羊肝丸《类苑》　治内障。

夜明砂洗净　蝉蜕去足　木贼去节　当归二两　羊肝四两

或生或熟，为丸。

人参益胃汤　治劳役饮食不节，内障。

黄芪蜜炙　人参二两　炙草八钱　白芍酒炒　黄柏酒炒。

各三钱　蔓荆子一钱

桑叶煎　治目不耐久视，久视则目内障，眉棱骨又

痛，服药二年不效。后以冬桑叶煎，当茶饮，半年后诸疾

皆除，服三十年，永无目疾。又以之作枕。少加菊花同服

亦可。按：桑乃箕星①之精，久服可以延年却病；煎汤洗

眼，明目去风；洗手足，去风痹。

一老人，八十四岁，夜能细书，每年九月二十三日以

桑叶煎汤，洗目一次，其效已如此，况朝朝服之洗之乎？

并治迎风流泪，眼目昏花，一切目疾。

乌龙丸　治目昏多泪。

生地　熟地　花椒

为末，蜜丸，盐汤或米汤下。

治目昏花，黑豆一升，枸杞四两，同煮，食豆。并治

---

① 箕星：二十八宿之一。《温病条辨·上焦篇》："桑得箕星之精，箕

好风，风气通于肝。"

头晕倾倒。

又明目方：花头海蜇煮黑豆食。

瑞竹四神丸　治肾虚目昏花。

枸杞一斤，作四分，一川椒一两同炒，一小茴一两同炒，一芝麻一两同炒。一独炒，只用枸杞，加熟地四两，茯苓二两，甘菊一两。为末蜜丸，酒服。

杞菊丸　久服永无目疾。

枸杞子、甘菊花，蜜为丸服食仙方。

五宝丹　主开瞖复明。瞳人缺者能补，陷者能起，突者能平，真至宝也。

夜明砂洗净晒干，醋炒，五两　凤凰退抱过鸡壳，取壳内白衣洗净，焙勿焦　母鸡肝一方乃老鸭肝　公鸡肝均滚水泡，切片，瓦上焙。忌铁　晚蚕沙五两，去土，醋炒

共为末，酒调服，两料全愈。

培阳抑阴汤自订　治忽然黑夜见人物。此阴盛阳衰，阴夺阳权，宜培阳以抑阴。

黄芪蜜炙　党参蜜炙　白术炒。各二两　夏枯草五钱　肉桂　黑姜　茯苓各一钱　甘草炙，七分

百沸汤煎药服。

圆明膏东垣　治内障生瞖及瞳子散大，因劳心过度，饮食失节。

柴胡　麻黄　黄连　生地五钱　归身三钱　诃子皮湿纸包煨　甘草二钱

先煮麻黄去沫，入各药，熬至滴水不散，去渣，入蜜少许再熬，点眼。

《临证指南》三案①

祝，当夏形懒不耐，大气发泄，入冬两目无光，精气无收藏。凡五脏精华皆聚于目，失藏失聚，内乏生真，不独一脏之损。［批］□□□□。

养营汤 即人参养营汤。［批］养营汤即十全大补汤去川芎②。

人参　当归　陈皮　黄芪炙　桂心　白术　炙草□
白芍炒，钱半　熟地　五味子　茯苓七分　远志五分　姜枣

天士三案

某，目痛无光，肝肾虚也。

制首乌六两　枸杞子　谷精草珠　刺蒺藜　小生地二两
小胡麻　望月砂三两　冬桑叶二两半　黄菊花　柏子仁去油，
一两　石决明四两　稆豆皮八两

煎汁为丸，开水每服五钱。

某，遗止，心嘈目泪。仍是阳气过动，当填阴和阳。

熟地　天冬　枸杞　萸肉　五味子　生地　山药　菊
花　茯苓

徐之才医案③

一人酒色过度，眼见空中有五色物，稍近，变成一美

---

① 临证指南三案：原阙，据目录补。
② 养营汤……去川芎：此说不确。
③ 徐之才医案：原阙，据目录补。

妇人，去地数尺，亭亭而立。徐之才曰：此色欲多，大虚所致。服补剂，愈。

目病属心经者

目之大小眦属心经。近耳者乃小眦，心虚者病在此；近鼻者乃大眦，心实者病在此。错治不应，反致增病。

天王补心丹 归脾汤 均治小眦有病，或赤烂，或痒。方见前治内障。

祛风补心汤自订 治小眼或赤或痒，必心虚也，宜祛风补心。

当归去尾 茯神 菊花二钱 生地三钱 远志肉 枣仁炒 防风 薄荷一钱 蔓荆子八分 细辛 甘草四分

调营汤自订 治目不耐久视。久视伤血，劳于心也，心主血。

生地 熟地 龟板炙 黑豆炒，活血。各钱半 鹿茸酥 麦冬去心 乌药各一钱 川芎 白芷活血 苏梗活血。各八分 延胡六分 龙眼肉九枚 归身 菊花二钱 甘草 红花少养血 苏木少活血。各四分

决明散《金鉴》 治小眦瘀肉努出，红丝色淡疼痛。此心经虚火。

玉竹 黄连 枳壳 川芎 甘草 羚羊角一两 车前 青葙子 草决明五钱

共为末，每服三钱，卧时再一服。

黑参汤《金鉴》 治大眦瘀肉胬出，肉红色深，时觉疼痛。此心经实火。

黑参 苦参 栀子 菊花 草决明 黄连 枳壳 车前子 防风 大黄炒 升麻

治胬肉扳睛，在大眼角努出红肉，遮蔽白睛。此心经实热，宜泻心火，兼化努肉自订。

黄连 山栀 菊花 木通 黄芩钱半 生地 滑石连翘二钱 葶苈钱二分 竹叶二十片 灯心四分 甘草八分桔梗 独活一钱

病甚，加犀角七分。

泻火汤 大眼角或赤或肿，心经热也，病尚在表，宜利小便自订。

黄连 栀子 黄芩 赤茯苓 葶苈子 木通 前胡苏叶 青黛 延胡 柴胡 车前 泽泻一钱 竹叶 菊花钱半 桔梗钱二分 黄柏八分，行下 甘草五分 滑石二钱细辛三分，引经 灯草 通草四分

痛甚，加犀角六分；眦烂泪出，加蕤仁。

治两眼角痒，宜和血祛风自订。

薄荷 草决明 当归一钱 白芍 生地 白菊 刺蒺藜钱半 霜桑叶二钱 防风八分 灯草三分 荆芥 蔓荆子七分

清凉丸《金鉴》 治大小眦胬肉，又治眼胞菌毒。先用此洗之，不消，然后针切服药。

当归尾　石菖蒲　赤芍二钱　黄连　杏仁　地肤子一钱
羌活五分　胆矾二分

共研，红绌①包之，滚汤泡之，乘热洗之。

治两眼角胬肉，硼砂研细末，和大明膏或万明膏，或定州眼药，点之。

目病属肝经者

目之黑珠属肝，眉象木横生，属肝。泪，肝液也。又肝开窍于目，全目亦属肝。然治目疾，必分五脏治之而后效。《原式病》曰：肝热甚则泣②。

治目赤不痛。此肝实血盛上攻，侵贯瞳人自订。

薄荷　秦艽一钱　柴胡　羌活　防风钱半　决明子　白菊花二钱　归尾　丹皮　独活　蔓荆子　青皮一钱　荆芥甘草六分

或加大黄。

治黑珠痛甚。黑珠属阴，其痛也日轻夜重，肝经热也。亦治乌睛突出而痛自订。

柴胡　青皮　防风　胆草　黄芩酒炒　赤芍　谷精草决明子　独活　薄荷　夜明砂　羌活钱一分　前胡　荆芥一钱　菊花二钱　蔓荆子　丹皮八分　夏枯草三钱　甘草七分

治黑珠有翳，昏蒙不见，羞明怕日，泪多眵多，昼夜

---

① 绌：粗绸。
② 肝热甚则泣：语本《素问玄机原病式·六气为病》。

兼痛。宜祛风去翳。肝热则多泪。自订。

　　白菊花　木贼二钱　羌活　防风钱半　独活　青皮　柴
胡　薄荷　刺蒺藜　龙胆草　石决明　决明子一钱　川芎
蔓荆子　谷精草八分　青蒿　甘草六分　蝉蜕去头足，七个

　　夜痛甚，加夏枯草二钱。

　　见风流泪，肝恶风也。前方去石决明、蒺藜，加菊花
二钱。

　　治目昏多眵多泪，补肝散治羞明及夜痛方均见治外障。

　　决明夜灵散　治雀目。黄昏不见，如雀之目，肝经热
也。俗曰鸡盲眼。

　　夜明砂　石决明

　　为末，蒸羊肝或雄猪肝食。此方最效。

　　又方：谷精草研末，蒸肝食。一方加煅石决明。

　　苍术猪肝散

　　苍术四钱　谷精草二钱

　　为末，蒸肝食，治雀目。

　　照月饮　治雀目。

　　生鸡热肝捣烂，加水飞雄黄一二厘，温酒调服。

　　治悲泪过多，目涩而痛。泪，肝之津液也，即肝经之
血也，宜节其悲以养之。此方以养肝血自订。

　　当归三钱　黑芝麻　鳖甲炙。各二钱　血竭　青蒿　夏
枯草　甘草六分　密蒙花一钱　何首乌　熟地钱半　桑螵蛸
川芎　木贼八分

熟地易生地亦可。

目中出血，名眼衄，此积热伤肝。

炒栀子　秦皮　丹皮　赤芍　柴胡　淡豆豉　犀角磨水

煎服。

治眼多泪，鲫鱼胆七枚，人乳一杯，和匀，饭上蒸，点目。

治夜间眼目昏蒙，病在肝经，用鼠胆点之。

治目前常见诸般禽虫飞走，以手捉之则无，乃肝胆之疾。

枣仁炒　羌活　元明粉　青葙子花即草决明。各一两

煎服。

治眉棱骨痛，风入肝经，由肝入肾，骨属肾，专泻肾风自订。

青皮　青黛　五加皮　独活　蔓荆子　决明子　地骨皮　龙胆草　荆芥　防风一钱　白芍八分　白菊钱半　甘草六分　豨莶草二钱，能泻肾经之风

或加肉桂五分。

碧云散　治眉棱酸痛及头风。

细辛　辛夷二钱　青黛一钱　川芎　鹅不食草即野芫荽。各一两

为末，吹鼻。

治眉棱痛，羌活、防风、甘草、黄芩各二钱。冬月不

用此。煎服。

眉毛摇动，目不能交睫，唤之不应，但能饮食。以蒜三两取汁，酒调服。

眼睛垂出至鼻，如黑角色，痛不可忍，或时时大便出血，名曰肝胀。用羌活煎汁，服数次，自愈。

目病属肾经者

瞳人其色黑，属肾经，又通胆窍，有水木相生之义，故肾胆同源，肝肾同治。但人之肾水多亏，瞳人有病，多属内障，药宜用补，然非百剂不能全效。参看前治内障肾水亏者。

治目昏暗，六味丸方见治内障。加枸杞、当归、菊花。

猪苓汤 治目有黑花，如飞蝉蝇，此肾虚。视人物若堆烟，视太阳若水花，久而不治，则为青盲，先服此方。

五味子　熟地　猪苓　肉苁蓉　枸杞子　覆盆子

又服补肾丸

车前子　石斛一两　磁石煅红醋淬七次，水飞，二钱　菟丝子二钱　沉香五钱

蜜为丸。

瞳人昏暗，视物不明，肾水不足也。补肾，兼补肺金以生肾水自订。

天冬　麦冬　决明子　破故纸　枸杞钱半　山药炒　乌药　元参　茯苓一钱　薏仁炒　山茱萸一钱二分　熟地

二钱

并治目有黑花，如飞蝉蝇。

迎风流泪，坐起生花。泪，肝之液也，迎风则泪出，肝虚怕风，肾水不足以生木。又坐起生花，昏昏不明，是肾经而有浮火也自订。

熟地　菊花　枸杞二钱　夜明砂钱半　沙苑蒺藜　黄柏　知母钱二分　山茱萸　菟丝　夏枯草　女贞子　山药一钱　川芎八分　甘草五分

目流冷泪。泪乃肝液，冷则属肾。木耳一两，烧存性，木贼一两，共为末，每服二钱，米泔调下。

治血灌瞳人，白睛色赤如血，浸黑珠而灌及瞳人，疼痛难开。病非根于瞳人，乃心经热也。

归尾　黄连　木通　黄芩　前胡　连翘钱半　丹皮　独活　山栀　灯草　荆芥一钱　川芎　蔓荆子八分　菊花钱二分　甘草七分　升麻五分

绿水灌瞳人。绿水出自肝经，肝经之绿水走灌于肾经，宜补肾抑肝自订。

龟板炙　石决明二钱　枸杞　熟地钱半　肉苁蓉　石斛　柴胡　杜仲炒　鹿茸酥　山药炒　苡仁炒，一钱　山茱萸　青皮　白芍八分　破故纸盐水炒，钱二分

瞳人失陷。瞳人属肾，失陷者低陷些微，视物不明，只有一二分，难治；如瞳人大而有窟者，不治自订。

熟地四钱　鹿茸　山茱萸　杜仲　续断炒　龟板炙　元

参一钱　黄柏　知母八分　破故纸　枸杞　肉苁蓉钱二分

瞳人反背，肾虚也。有用金针拨转者，不得其传，拟方以治。

熟地四钱　桑葚三钱　枸杞　肉苁蓉　破故纸　决明子山药　菊花二钱　黄柏　知母　元参　乌药一钱　女贞子钱半

瞳子散大，圆明膏见前治内障。

瞳人倒者，五脏俱损，外因五色，内因五味，精液妄行，致肾水枯而伤肺肝，点虎液膏见前治外障，内服菊花丸。

菊花四两　巴戟一两六分　枸杞　苁蓉酒洗，二两　五味子二两八

为丸，盐汤下。

目病属肺经者

白睛专属肺经，或尽红，或有血丝，或有翳遮蔽。盖白睛属阳，其疼昼必甚也。至黑珠属阴，其疼必夜甚。如昼夜皆疼，黑白兼病，治肝肺二经。

治白睛通红，或有红丝，白昼痛甚，是肺火也自订。

桑白皮　归尾　枯黄芩　白菊钱半　前胡二钱　葶苈子石决明　茯苓钱二分　青皮　刺蒺藜　金银花　泽泻一钱升麻　甘草六分

如黑珠兼病，亦有云翳，昼夜皆疼，加柴胡、胆草、

防风、荆芥、羌活、蔓荆子、白芍各一钱；如夜痛甚，重加夏枯草；如黑白珠有翳，加木贼、蝉蜕。

白睛有翳遮蔽，宜泻肺火自订。

桑白皮　枯芩　杏仁二钱　茯苓　木贼　刺蒺藜　前胡钱半　葶苈子　金银花　薄荷　防风　青皮一钱　蝉蜕去头足，七个　陈皮八分　麻黄　甘草　升麻四分

如白睛红甚，或有血丝，加归尾一钱四分。

治目痛多眵，其眵结硬，肺实也自订。

桑白皮　黄芩二钱　防风　桔梗　薄荷钱二分　葶苈子　石决明钱半　车前一钱　麻黄　甘草六分　升麻　灯草四分

如白睛赤痛，痛则昼甚，加归尾钱半，红花四分。如黑珠起白翳，此金克木。

治目痛多眵，眵稀不结，是肺虚也。肺脉宜短涩，如肺虚者，短涩之不足，略带沉意，气虚也，肺主气自订。

山药炒　黄芪炙　菊花　白沙参　天冬钱半　麦冬　白茯苓　砂仁钱二分　陈皮一钱　白豆蔻七个　甘草七分　糯米一合

白睛生红肉，以枯矾末五钱，临睡以水调，敷眼胞，闭目候干，天明洗去，七次必退。

目病属脾经者

目之上下胞属脾，胞包罗全目，如土之贯四时，所以属脾。脾主肌肉，上下胞肉也。如眼胞肿痛、倒睫拳毛之

类，皆脾经病也。

治上下胞肿大如桃，疼痛不能开视，此脾火也_{自订}。

生大黄二钱　枳实　防风　黄芩　黄连钱半　陈皮　甘草　山栀　芒硝　连翘　石膏　厚朴一钱

如肿消后，目已能开，看病在黑珠白睛，或虚或实，择方以治。

治羞明怕日，或疼或不疼，此脾实也_{自订}。

枳实　生大黄　厚朴钱半　黄芩二钱　葶苈子　谷精草　桔梗　栀仁一钱　桑白皮钱二分　升麻四分　甘草五分

治视物不真，此脾虚也_{自订}。

山药　芡实二钱　白术三钱　莲子　炙草　砂仁　麦芽　陈皮一钱　升麻五分　龙眼肉十枚　大枣十枚

虚甚，加黄芪二钱、当归一钱。

治目胞浮肿，不饥不运_{叶天士}。

桑白皮　姜皮五分　茯苓皮三钱　广皮　大腹皮　通草一钱　苡仁炒，钱半

治拳毛倒睫，脾经有风也，由目急皮缩，宜令眼缓，则眼毛自出矣_{自订}。

木贼　山药　白术钱半　蝉蜕去头足，六个　防风　厚朴钱二分　陈皮　桔梗　枳壳　谷精草　白芍　藁本　蔓荆子八分　甘草五分

防风饮子　治同前_{脾经之风热}。

黄连　炙草　当归　人参钱半　葛根　防风七分　细辛

三分　蔓荆子四分

先熏后服。

神效明目汤　治同前。前方除参、归、黄连，加黄芪。

外治拳毛倒睫，石燕一雌一雄，煅红，童便淬七次，再用煎银罐内煅红，乳汁淬七次，为细末，入麝三四厘，用新笔洗净，蘸药点眼弦，每日十余次。

又方：拔去拳毛，以虱血点之，良。

治烂弦风，此脾经湿热，有风有虫_{自订}。

蚕沙三钱　枳实　陈皮　槟榔　黄连　茵陈　青黛
连翘一钱　蔓荆子　柴胡　青皮　花椒八分　防风　黄芩
厚朴　山栀钱二分　甘草四分

外治烂弦风，覆盆子叶滴目中，出目弦虫，收湿止泪。如无叶，用子泡汁亦可。亦治目昏冷泪青盲。

又方：蚕沙，新瓦炙，为末，少加雄黄末，麻油调敷。

又：红枣二枚，青矾一分，蒸水洗之。亦治火眼时眼。

又：黑枣十二枚，煎汤，胆矾、白矾为末，调搽。亦治火眼时眼。

又：笋壳切碎醋炒，煎汤洗数日，用炉甘石火煅醋淬七次，研末，涂眼皮。

又：铅粉、铜绿末，蜜调盛之，用艾熏一时，常搅动，卧时乳和点患处。

芎皮散 治针眼，俗名偷针，生于眼皮毛睫间，由脾经风热，形如豆粒。初起轻者用如意金黄散，盐汤冲洗，脓不成即消矣。热甚者，色赤多痛，洗之不消，是脓已成，候熟针之，贴黄连膏。亦有破后邪风侵入疮口，令人头面浮肿，目赤涩痛，外仍洗之，内服此方。

川芎、青皮各一两，为末，每服二钱，菊花汤调下。外以枯矾末、鸡子清调敷。

如意金黄散 治一切疮毒，跌打损伤。

南星 陈皮 苍术 甘草 厚朴三两二钱 黄柏 白芷大黄 姜黄八两 上白天花粉一斤

共为末，茶蜜调敷详见外科。

黄连膏 贴针眼，并润诸燥疮。

黄连 黄柏 姜黄三钱 生地一两 当归尾五钱 香油十二两

熬药至枯，去渣，下黄蜡四两溶化，柳枝搅，候凝。

治偷针方，南星末同生地捣膏，贴太阳穴，针眼自消。

又方：用稻壳尖于偷针初起时点七下，二三次即消。

败毒黄连丸 治眼丹。

羌活 黄连 甘草 连翘

上下眼丹流气饮

芍药 茯苓 防风 柴胡 羌活 独活 甘草 川芎

青皮　紫苏　荆芥　麦冬　连翘　石膏

夏月加黄连。

菌毒乃脾经蕴热凝结而成，生在眼胞内，长出如菌，黄亮水疱，头大蒂小，渐长垂出，甚者眼翻流泪，亦致昏蒙。宜用软绵纸蘸水，荫之眼胞上，少顷用左手大指甲垫于患根，右手以铍针尖齐根切下，血出不妨，随用翠云锭磨汁涂之，其血自止。忌海腥、煎炒、椒、姜、火酒。

凉膈清脾散　治菌毒。此脾经素有湿热，思郁气结。

生地　连翘　栀子生　薄荷　荆芥　防风　石膏　黄芩　赤芍一钱　甘草五分

清凉圆见前心经胬肉。治菌毒初起，以此洗之。

翠云锭子　治菌毒生之经年，皮厚，用清凉丸洗之不消。切菌后用此涂之，止血。

杭粉五两　铜绿　黄连二两　轻粉一钱

共为末，糯米百粒煎浓汤，和药作锭，阴干，以水磨涂。

眼皮生瘤，樱桃核磨水搽之。

泻黄散　治皮翻证。眼皮外翻，如以舌舐唇状，因胞肿睫紧，胃经血壅气滞也。又如痘风烂眼，皮亦翻，服此。亦有内翻者，即拳毛倒睫也。

熟石膏五钱　生栀子一两　防风二两,酒炒　豨莶草四两,酒蒸晒　甘草二两

共研末，壮者二钱，弱者一钱，小儿六七分，白汤下。

附：痘毒眼　疳积眼

痘毒入眼，非痘疮也，或赤肿而痛，或翳膜遮睛，乃无形之毒也。夫有形之疮发于咽喉口舌者，外痘起胀，内疮亦盛；外痘收靥，内疮亦消。惟入眼之毒必作于收靥之时，或还元之后，其毒留滞于精华，受病也深。从容调治，使毒气渐退，元气不损，数十剂收功，不可熏洗。用：

清毒拨翳汤

防风　桔梗　黄芩炒　知母炒　荆芥　薄荷五分　牛蒡子炒　蔓荆子　连翘　密蒙花　丹皮四分　前胡　白蒺藜去刺　柴胡七分　芍药六分　白菊　木贼三分

如红甚，加红花三分，蜜炒桑白皮四分；翳膜遮睛，加石决明煅八分；如泪多，加细辛二分；内热甚，加炒黄连三分。

密蒙花散　治痘毒眼。

密蒙花酒洗　蝉蜕去足、土　谷精草各五钱　望月沙即兔屎，洗净晒干，二两

为末，以药一钱夹豮猪①肝内蒸，食。

又：**谷精草散**

谷精草一两　生蛤粉二两

为末，猪肝或母鸡肝蒸服。

---

①　豮（fén 坟）猪：阉割后的猪。

治小儿痘疹患目，痘乃胎毒，用：

黑豆丸

黑豆一升　黄芩　黄连　大黄　朴硝　甘草　密蒙花各一两

药豆同煎，豆干为度，去药，每服豆三十粒，细嚼，米汤下。

兔儿丸　治前证。

谷精草炒　黄连　栀仁炒，五钱　薄荷炒，五钱　柴胡　升麻四钱　菟丝子炒，二两八　当归七钱　人参三钱

为丸，米汤下三钱。

目有出痘，眼下皮漏脓，此痘之余毒，用针四围拨破，血出为度，宜以**清净膏**点漏处。

南星　薄荷　荆芥　白芍

各等分为末，用鸡子清调，敷眼眶上，点虎液膏_{见前}治外障。

白薇散　治前证。

白薇二两　生地　羌活一两　白蒺藜　防风一两半　石榴皮九钱

为末，枸杞汤下。

玉龙丹　治疳积眼。

苏雄赤①研末水飞，三钱　寒水石煅，九钱

---

①　苏雄赤：《一草亭目科全书·小儿疳积眼治法》作"真雄黄"。

为末，每以一钱蒸鸡肝。

天麻丸 治小儿肝风眼疳。

青黛 黄连 天麻 川芎 五灵脂 夜明沙炒 芦荟各一钱 龙胆草酒炒焦 防风 干蟾头炙 蝉蜕各一钱 全蝎麝香少许

为末，公猪胆汁浸为丸。

产后目旋案①

一妇产后病惊，身如升浮云上，举目室亦旋转，持身弗定，补虚治惊皆弗效。戴原礼曰：左脉虽芤涩，神色不动，是因惊致心胞络积瘀血耳，法宜下之。下积血如漆者一斗，遂愈。

《折衷》曰：凡目疾最忌房事，如犯之，不惟服药不应，而反增剧。何也？真精不固，草木力微也。如有遗精及杂病，宜先治遗精、杂病，而后治目疾，或早晚分治，万不可一剂药兼治也。大抵外障易治，若内障则难治，难治者当须百剂，然后见效。且宜自保养，不然遂成终身之疾。

又曰：古人有眼科七十二问答，然目疾不可名者不知凡几，岂止七十二证哉？然其病总不离内障、外障。诊脉病发于何经，视其外现，或虚或实，用补用泻，神而明之，存乎其人。即兹所载之病，犹其迹也，由迹以明其神，神亦本乎迹，迹耶神耶，神也亦即迹也，迹也亦即神也。

---

① 产后目旋案：原阙，据目录补。

校注后记

一、作者与成书

《医理折衷目科》扉页及自序中作者均题为寰宇赘人，此外书中没有与作者的姓名籍贯生平等有关的其他线索，因而作者真实姓名目前难以查考，从字面上看，寰宇赘人应该是其笔名或是别号，寰宇表明作者视野及胸襟开阔，志存高远，赘人有其不得志及谦虚自嘲的味道。作者自述"染病多年，延医无效，不得已而学医，医明而后病痊，又兼治他人，用功三十余年，自觉有得于心"。由此可知，作者因病学医之后为人治病，潜心医学达30余年，其自序落款时间为清嘉庆二十一年（1816），应该是生活于清代乾隆嘉庆年间的一位文人。乾隆年间，清政府重新统一新疆天山南北，在伊犁驻军，嘉庆时期无战事，作者可能是其中一员。

从书中丰富内容及引用文献范围来看，其"用功三十余年"一语不虚。此书仅15例医案就涉及名医徐嗣伯、徐之才、钱乙、吕复、李时珍、戴原礼等多位，方剂的来源更为多元。经查仅标有方名的方剂早期出处，就涉及《一草亭目科全书》《异授眼科》《和剂局方》《证治准绳》《眼科阐微》《医宗金鉴》《眼科龙木论》《原机启微》《银海精微》《圣济总录》《外科正宗》《济生方》《遵生八笺》

等13种医学书籍，此外书中内容还与《普济方》《景岳全书》《张氏医通》《东医宝鉴》等书有关，其他无方名者难以查考，涉及的文献范围更大。可见作者对医学文献涉猎较广。在古代没有公共图书馆，信息闭塞，文献流通不便的情况下，作者如果没有多年博览医书的基础，没有一定的医学藏书和文化学识，应该难以编纂。

从篇前扉页"先镌目科一册"及作者序中所述"手著《医理折衷》一书，尚未终篇，已及目病一策"，"辨五脏虚实脉息，其详已载第三卷……恐全集一时不能呈诸公鉴"，"我生者泄气……我克者生死各推。参看卷三五脏脉，详论自明"的说法及如意金黄散下"详见外科"等语来看，本书原本应该是一部涉及多门学科的全书或丛书。但通过查阅多种目录学著作，均未见有关本书作者所著《医理折衷》其他部分的线索。《中国医籍通考》第三卷有"《医理折衷》杨朝杰二卷存。文光堂藏板《三理折衷》单行本"，湖南省图书馆的"天下湖南，湘人著述"有"杨朝杰，清益阳人。《医理折衷》二卷，清文光堂刻《三理折衷》本。"以上两项资料所指应为同一种书。不过杨朝杰的《医理折衷》仅有二卷，与本书作者多学科《医理折衷》的规模有较大出入，二者之间不但作者不同，内容多少也不相同，很可能不是同一种书，需要进一步考察核实。有可能寰宇赘人本有撰写《医理折衷》全书的想法，但因故"尚未终篇"，或完成后未能刊刻，因而失传。

二、版本的调研和选择

通过查阅《中国医籍考》《中国中医古籍总目》《中国医籍通考》《中国医籍大辞典》《中国丛书综录》等中医目录学著作，发现在《中医图书联合目录》和《中国中医古籍总目》眼科文献中记载《医理折衷目科》有游艺堂和来鹿堂两个版本，前者藏河南中医药大学图书馆，后者藏上海中医药大学图书馆。经数次到河南中医药大学图书馆实地考察，此书游艺堂版本已佚。《中国医籍大辞典》中仅载有此书的简略提要。整理者在全国各地图书馆考察时未发现有关本书的其他版本线索。目前只能根据上海中医药大学图书馆藏此书清嘉庆二十一年来鹿堂版本这一孤本进行整理。此本仅一卷，纵长28厘米，横宽16.4厘米，封面钢笔书写的正楷"医理折衷"四字显系后题，扉页有"秦伯未先生惠存，春波程振兴寄赠"两行行楷墨书，可知此书原由程振兴（字春波）先生收藏，后转送著名医家秦伯未先生的流传过程。书名页正中大字直行隶书题"医理折衷"；右方为偏小的直行隶书"寰宇赘人集著，翻刻必究"，两行墨字中间盖有方形"上海中医学院图书馆藏书章"朱印；左侧为较右侧略大的直行隶书"先镌目科一册，来鹿堂藏版"。目录及正文版框19厘米×13.1厘米，版框为四周粗线单边栏。目录有界格，序文和正文半页少则1行，多则10行，每行字数不一，满行24字，宋体。版心中间有黑口单鱼尾，鱼尾之上刻有书名"医理折衷"，鱼尾之下为篇名及页码。书中版页中一些地方字迹漫漶不清，已多次仔细辨识和校对。

三、主要内容和学术思想

全书文字尽管只有二万余字，但眼科理论、辨证方法、病症、方剂、药物、医案皆备，以方剂内容最为丰富。作者在扉页上标称集著，提示书中较多的内容来源于其他文献，是作者广收博采的结果，其中少数内容出处有明确标注，如部分医案、方剂的出处，但更多内容的渊源有待进一步查考。

篇前总论列有分属五脏图、补五脏药品、泻五脏药品、辨五脏虚实脉息、相目病虚实冷热等眼科理论专节，涉及眼的部位分属、补泻用药、脉诊等以五脏为核心的眼科理论，相当于全书总论。

全书主要学术特点是作者将五脏作为眼科理论的核心。眼科五轮学说的实质就是五脏学说在眼科的具体运用，但很多眼科文献往往只是把五轮学说作为一种标志，具体内容主要是按五轮进行眼球各个部位的结构分解，以及相关的病因病机论述，更多深入的运用每每感觉不足，本书对此做出了重要贡献。作者强调"凡病莫不根于五脏，轻之者在六腑"，认为"夫目之有疾，不分五脏以治之，必不获效，抑或增病"，自述"愚治目疾百发百中，无有治不痊者，操是券也"。书中首先按五脏补泻分列药物，其次辨五脏虚实脉息，更为重要的是全书的方剂除少部分先按内外障介绍外，其他主要部分为五脏安排，因此将以五脏为核心的理论贯彻于全书，成为全书的理论和分类纲领，这在眼科文献中实不多见。更有价值的是，作者并不是孤立地分论五脏，在不少地方同时注意五脏之间的生克制化关系，如论"肾为五脏之源，所谓先天真气，生身立命者"时强调"然脾土非少火不生，肝木非肾水不养……"此外，篇前理论部分还有点眼法、服药法、宜禁忌等治疗预防方法的介绍，使其内容结构更趋完整。

书中辨证治疗首先强调分外障、内障，认为"目疾不可名者不知凡几，岂止七十二证哉？然其病总不离内障、外障"；主张用外障、内障分类统领全部眼科病症，而不是按七十二证的方法来认识病症。

书中"相目病虚实冷热"是辨证专节，辨病因涉及冷（寒）、热、风、火、湿痰、饮酒、色欲等，辨脏腑主要是辨其虚实寒热。其内容应渊源于《明目神验方·目疾证候总论》和《审视瑶函·辨证详明金玉赋》，主要文字出于《异授眼科》，但文字及内容有所改编，其中"大眦赤红肉堆起者，心经实热；小眦赤红丝血胀者，心经虚热。眵多结硬，肺实也；眵稀不结，肺虚也"与《审视瑶函》"辨证详明金玉赋""大眦赤者心之实，小眦赤者心之虚。眵多热结肺之实，眵多不结肺之虚"的文字非常接近，可以明显地看到它们之间的关联性。

病证是治疗选方用药的前提，本书虽未就目科病证逐一专题讨论，但在内障、外障二节中分别集中引用了《一草亭目科全书》内外障病证名称，包括内障二十四种、外障四十六种（个别病证有调整）。更多的病证名称及症状主要是在方剂理论中出现，特别是介绍方剂的适应证时交代，如血灌瞳仁、胬肉攀睛、拳毛倒睫、烂弦风等。由于病证名称和方剂的适应证较为清楚准确，针对性强，从而为方剂的使用提供了较好的基础。

方剂是全书内容的主体，在书中占有重要地位。经统计全书共有方剂170余首（部分为单验方），方剂适应证清楚，药物组成、治法、服法等内容较为完整，一些方剂的炮制及加减变化较多，有利于临床选择使用，较一些内容简明的眼科方书中的方剂学术价值为高。但是书中一些方剂缺少方名，不少方未交代出处，有不够严谨的地方，成为此书的最大不足。

书中200多味药物按五脏虚实补泻分别列出，最多者肝实达37味药，其他多在30味药左右，最少者也有14味，每脏实证还标有该脏引经药，非常便于临床选用。

全书收载医案15例，其中外障10例，内障5例，尽管内容辑自他书，但来源广泛，尤其是有关叶天士、钱乙、李时珍、戴原礼的验案，在其他眼科专著中罕见，有一定的学术价值。

全书载方为主，眼科方剂是全书理论部分之后的主体内容，眼科方、通用方、单验方、大方并载，兼有自订方。其中仅少数在方剂后标明出处，如《金鉴》（共3方）、"孙真人方"、《遵生八笺》、《类苑》、"叶天士"等，但个别方剂药物组成与原书或小有出入，如还少丹无续断。其他除自订方外，经查引自《一草亭目科全书》和《异授眼科》较多，共有36首，尤以出于《一草亭目科全书》的为多，共23首，占原书50首方剂的近半数。书中对引用的一些方剂治法有补充，如金液汤等；药物加减在原书的基础上有一定调整变化，如揭障丹等。

此书既有药物多达数十种甚至上百种的大方，如万明膏，也有不少单验方；更有一些著名眼科文献如《原机启微》《银海精微》《审视瑶函》等书记载的眼科专方、名方，如拨云退翳丸、补肝散、定志丸、神效明目汤、决明夜灵散、白薇散、天麻丸、人参益胃汤等；同时有内科及外科的一些通用名方，如天王补心丹、归脾汤、四君子汤、六味丸、四神丸、杞菊地黄丸、如意金黄散等。书中将金液汤作为治疗外障的基础方，揭障丹、大明膏作为治疗一切目疾的基础方，有较多加减用法。但最有价值的是作者的33首自订方，约占全书方剂数量的近1/6，主要分布在书中外障和五脏疾病部分，均在方剂后清楚标明"自订"，从而可与其他纂集的方剂相区别。

自订方仅9首有方名，主要以补泻某脏和去除风、热、火等病因及二者结合命名，如清肺汤、清肺泻肝汤、泻火汤、祛风清肺汤、祛风补心汤，或补养调整气血阴阳为名，如培阳抑阴汤、调营汤，其立意和治法由此跃然纸上。经查眼科方剂中以此命名及相近方剂药物组成者罕见，作者自订之言不虚。其他24首多以"治……"开始，如"治暴发为眼疼痛，多眵多泪""治两眼角痒宜和血祛风""瞳仁昏暗，视物不明，肾水不足也，补肾兼补肺金以生肾水"，与唐代《千金方》等方书的格式相同，然后交代药物组成、炮制、用法等。每首自订方针对的适应证、病机及方剂的治法明确，显示出作者在方剂设计时严谨的理论思考。但遗憾的是，由于无方名也带来诸多不便。书中不少其他方剂也没有方名，可能与一部分单验方本来就无方名等因素有关。

作者比较重视眼科外用药在外障病证中的运用，不少单验方都用于外点或洗眼敷眼，如"治火眼赤痛"7方全部系外用方，同时也全部为单验方；其后治翳的此君丹、救苦丹等多方也如此，洗眼的3方及治异物入目和眼外伤的10方中除退血散、蕤仁丸外，其余8方也多为外用单验方。由此形成了此书单验方、大方、眼科方、通用方并载，兼有自订方，以结构谨严的自订方、名方、大方、眼科方、通用方为主，单验方为辅，以内治方为主，外用方为辅，内外兼治的内容特色。

作者的自订方首先充分体现了此书理论以五脏为核心的特色，方剂的着眼点主要是从病因病机出发立方。两眦疾病强调补心泻心，前者如祛风补心汤、调营汤，后者如

"治胬肉扳睛"（此类本无方名者引文后有省略，下同）方、泻火汤。黑睛疾病强调泻肝补肝，前者如"治目赤不痛"方、"治黑珠痛甚"方，后者如"治悲泪过多"方。瞳神疾病强调补肾，如"治瞳仁失陷"方。白睛疾病强调泻肺补肺，前者如"治白睛通红"方、"白睛有翳遮掩"方，后者如"治目稀不结"方。胞睑疾病强调泻脾补脾，前者如"治上下胞肿大如桃"方、"治羞明怕日"方，后者如"治视物不真"方。同时脏腑的母子生克制化关系在方剂组方设计中也多有运用，如水不生木的补肾以养肝用"治迎风流泪坐起生花"方，金不生水的补肺金以生肾水用"瞳仁昏暗视物不明"方，肝旺肾虚的滋肾抑肝用"绿水灌瞳仁"方。

眼科方喜用疏风药、清热药、养血活血药、补肾药及疏风与清热、退翳、活血药等相配伍的特点，在自订方也有充分体现。这不但从方名上可以看出，药物的配伍更有独到之处，辛温辛凉的疏风药麻黄、羌活、防风、荆芥、菊花、蔓荆子等在20余首自订方中多同时并用，这些祛风药的广泛运用是眼科用药的重要特点，并不单纯着眼于驱除外风，属于广义的疏散宣发，开通玄府的作用，可用于眼病初期及外障眼病的多种症状。养血活血药生地、当归、川芎、红花等在近半数的外障方剂中都有使用，其中用得最多的是当归，对于配合清热药尽快消退眼部红赤、翳膜等症状有重要作用。"目病属肾经者"的4首自订方都属于补肾方剂，药物配伍比这部分的其他方剂更为丰富精妙，如补肺金以生肾水，补肾抑肝等，这既可看出作者的学术功力，又反映了自订方配伍的水平。

通过对此书学术价值及学术渊源的研究，整理者认为它对以五脏为核心的眼科理论、自订方的组方配伍等有较多创新，不失为一部内容编排精当，具有实用价值特点的眼科古籍文献。

方名索引

总 书 目

I

本　草

淑景堂改订注释寒热温平药性赋

方　书

医便

卫生编

袖珍方

仁术便览

古方汇精

圣济总录

众妙仙方

李氏医鉴

医方丛话

医方约说

医方便览

乾坤生意

悬袖便方

救急易方

程氏释方

集古良方

摄生总论

摄生秘剖

辨症良方

活人心法（朱权）

卫生家宝方

见心斋药录

寿世简便集

医方大成论

医方考绳愆

鸡峰普济方

饲鹤亭集方

临症经验方

思济堂方书

济世碎金方

揣摩有得集

呕斋急应奇方

乾坤生意秘韫

简易普济良方

内外验方秘传

名方类证医书大全

新编南北经验医方大成

临证综合

医级

医悟

丹台玉案

玉机辨症

古今医诗

本草权度

弄丸心法

医林绳墨

医学碎金

医学粹精

医宗备要

医宗宝镜

医宗撮精

医经小学

医垒元戎

证治要义

松厓医径

扁鹊心书